Con Infinito Amor

A mi madre
Ana Rufina Aguilar de Gutiérrez

A mi padre
Pedro Gutiérrez García

Con entrañable cariño a mis hermanas por su apoyo de toda la vida

Elvira Gutiérrez Aguilar
Amalia Gutiérrez Aguilar
Rosa Gutiérrez Aguilar
Hermelinda Gutiérrez Aguilar

Dedicatoria especial

A la Dra. Sara Ladrón de Guevara
por su incondicional respaldo

© Dr. Pedro Gutiérrez Aguilar

Calidad y Excelencia
Facultad de Medicina
Región Veracruz
1ª. edición agosto de 2023

Editado por Book

ISBN: 9798335600514

Reservados todos los derechos. Salvo excepción prevista por la ley, no se permite la reproducción total o parcial de esta obra, ni su incorporación a un sistema informático, ni su transmisión en cualquier forma o por cualquier medio (electrónico, mecánico, fotocopia, grabación u otros) sin autorización previa y por escrito de los titulares del copyright. La infracción de dichos derechos conlleva sanciones legales y puede constituir un delito contra la propiedad intelectual.

Calidad y Excelencia Facultad de Medicina Región Veracruz

Facultad de Medicina
Región Veracruz.
Autor: Pedro Gutiérrez Aguilar

Este libro se produce en el mes de diciembre de 2021
Participan los integrantes del cuerpo académico
UV-CA 526 "Innovación e investigación
Educativa en salud"

Núcleo Académico.
Dr. Manuel SaizCalderón Gómez
Dr. Cristina García Franco.
Dr. Luis L. Salazar Martínez.
Dr. Rafael Ramos Castro.
Dr. César Roldan Cruz

Colaboradores:
Dra. Hilda Preciado.
Dr. Néstor Alejandro Hernández Fernández.
Dra. Rosa María Cuellar Gutiérrez
Dr. Luis Fernando Tenorio Villalvazo

Alumnos:
Boris Reynolds Vera
Héctor Ricardo Ordaz Álvarez

Calidad y Excelencia

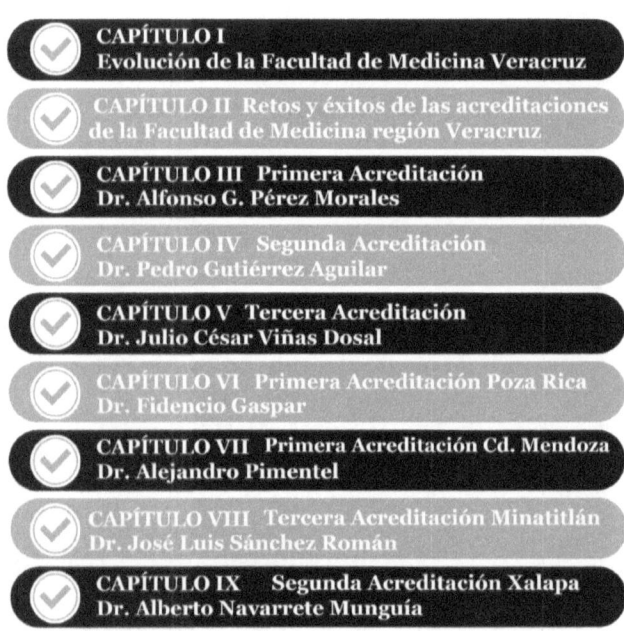

CAPÍTULO I
Evolución de la Facultad de Medicina Veracruz

CAPÍTULO II Retos y éxitos de las acreditaciones de la Facultad de Medicina región Veracruz

CAPÍTULO III Primera Acreditación
Dr. Alfonso G. Pérez Morales

CAPÍTULO IV Segunda Acreditación
Dr. Pedro Gutiérrez Aguilar

CAPÍTULO V Tercera Acreditación
Dr. Julio César Viñas Dosal

CAPÍTULO VI Primera Acreditación Poza Rica
Dr. Fidencio Gaspar

CAPÍTULO VII Primera Acreditación Cd. Mendoza
Dr. Alejandro Pimentel

CAPÍTULO VIII Tercera Acreditación Minatitlán
Dr. José Luis Sánchez Román

CAPÍTULO IX Segunda Acreditación Xalapa
Dr. Alberto Navarrete Munguía

Dr. Pedro Gutiérrez Aguilar

Prólogo

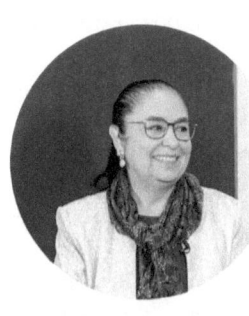

La práctica de la Medicina se basa por supuesto en los avances científicos y tecnológicos, pero acaso sus fundamentos más profundos residen en la confianza del paciente en su médico, en sus saberes, en sus quehaceres. En efecto, desde que un paciente entra en contacto con un profesional de la medicina, establece una relación de confianza indispensable que le hará seguir el tratamiento indicado, que aclarará sus dudas sobre su estado, que le dará esperanza en su curación en la medida en que confíe en el galeno que le atiende.

Quizás por eso en los consultorios solemos apreciar, en la pared detrás del médico, los títulos obtenidos y las certificaciones profesionales alcanzadas. Podríamos decir que ésos se convierten en su respaldo. Esta costumbre arraigada permite, de reojo, como receptores de la consulta, ver la fotografía de quien nos atiende y reconocer también el escudo o logotipo de la institución educativa que lo otorga. Nos sentimos asegurados de la calidad del médico en la medida en que reconocemos el prestigio de las instituciones que otorgaron sendos documentos legales. Así, esa imagen se convierte también una garantía de que los saberes recibidos por el médico han sido y son de calidad.

Por su parte, las instituciones de educación superior que imparten la carrera de medicina devienen en garantes de la calidad de sus egresados y acaso la mejor forma de dar certeza a los aspirantes, estudiantes, egresados y sociedad en general, es obteniendo la acreditación de la calidad por parte de organismos externos de reconocido prestigio. Tal es el caso de la Universidad Veracruzana (UV), que, con cinco facultades de Medicina que corresponden a las cinco regiones que la integran, ha procurado contar con las más altas calificaciones otorgadas por organismos acreditadores. Hoy, todos los programas de Licenciatura en Medicina en la UV están acreditados por el Consejo Mexicano para la Acreditación de la Educación Médica, A.C. (COMAEM), que es avalado por el Consejo para la Acreditación de la Educación Superior, A.C.(COPAES), así como por los organismos internacionales Red Iberoamericana para la Calidad de la Educación Superior (RIACES), la World Federation for Medical Education (WFME) y el National Comitee on Foreign Medical Education and Acreditation (NCFMEA).

Particularmente vale la pena destacar los logros en es-te rubro del programa de la Facultad de Medicina en la Ciudad y Puerto de Veracruz, la más longeva entre las cinco Facultades de Medicina de nuestra Alma Mater, que se ha destacado al alcanzar una acreditación internacional por este mismo prestigioso organismo, el COMAEM.

Este libro da cuenta de esos esfuerzos desde los orígenes de esta noble institución y evidencia el prestigio bien ganado a lo largo de su historia. La Facultad de Medicina Miguel Alemán Valdés, con ya siete décadas de formación de galenos prestigiosos, ha dado a su vez prestigio a su Alma Mater, la Universidad Veracruzana. Invito al lector a adentrarse en sus páginas. Hallará ecos del pasado y visión hacia el futuro de esta prestigiosa entidad académica.

Podrá enterarse a partir de la pluma de los protagonistas de los tres procesos de acreditación alcanzada y de la conciencia que dichos procesos significan acerca del rumbo que la Facultad de Medicina Miguel Alemán Valdés de la Universidad Veracruzana habrá de emprender para seguir formando en sus aulas a médicos que procuren siempre la excelencia profesional, humana y ética. Así, la Facultad de Medicina Miguel Alemán Valdés cumple con creces el compromiso con la sociedad a la que sirve, a la que se debe.

Sara Ladrón de Guevara

Dr. Pedro Gutiérrez Aguilar

Introducción

El presente texto se refiere al procedimiento de número de tres acreditaciones de la facultad de Medicina las cuales se han realizado con la certificación y trabajo de las autoridades universitarias, docentes, estudiantes, personal de confianza, técnico manual, así como autoridades estatales y otras instancias o arbitrios. Todos de alguna manera contribuyeron a su cimentación lo mismo en su fundamento, que en la operación de su evolución, avance y actualización. Las facultades de Medicina de la Universidad Veracruzana (Poza Rica, Cd. Mendoza, Minatitlán y Xalapa) logran su acreditación bajo el esfuerzo de cada uno de sus equipos de trabajo y por primera vez las cinco Facultades de Medicina se acreditaron.

Es muy importante señalar que la misma acreditación está regulada y certificada por el órgano **Comaem (Consejo Mexicano Para La Acreditación De La Educación Medica A.c.)** perteneciente a **Copaes** y a **Word Federation For Medical Education.** Esto es, cumplir cada uno de los ordenamientos de legislación colegial de la propia universidad veracruzana y de la misma forma con cada uno de los convenios de vinculación de las instituciones de salud y empresas particulares. Esto significa que cada una de las acreditaciones han cubierto el procedimiento estricto y preciso de los indicadores que exige **Comaem.**

Las facultades de Medicina han aprobado satisfactoriamente los «estándares» nacionales referentes a la estructura, función y desarrollo de su programa de educación médica que conduzca al otorgamiento del título de médico.

A partir de enero del 2002 se constituyó el **Consejo Mexicano Para La Acreditación De La Educación Médica A. C. (Comaem),** organismo que está avalado por el Consejo para la Acreditación de Educación Superior (Copaes), Red Iberoamericana para el Aseguramiento de la Calidad en la Educación Superior (RIACES) la **World Federation for Medical Education y The National Committee on Foreign Medical Education and Accreditation (NCFMEA)** lo que lo hace un organismo de carácter mundial.

Calidad y Excelencia

El objetivo de COMAEM consiste en evaluar los programas educativos nacionales e internacionales de la formación médica por medio de un conjunto de lineamientos académicos, técnicos y administrativos para impulsar la calidad de la educación médica a través de la acreditación, así como promover la evaluación institucional continua de escuelas y facultades públicas y particulares par consolidar su excelencia educativa.

Dr. Pedro Gutiérrez Aguilar

Evolución de la Facultad de Medicina

La facultad de Medicina región Veracruz (Miguel Alemán Valdez) fue inaugurada el 21 de febrero de 1952 con la presencia del Presidente de la República Lic. Miguel Alemán Valdés acompañado del Gobernador del estado Lic. Marco Antonio Muñoz Trumbull así como el presidente Municipal del Puerto de Veracruz, Dr. Mauro Loyo Díaz estando presente el Rector de la Universidad Veracruzana, Lic. Arturo Llorente González y el primer Director de la facultad de Medicina, Dr. Horacio Díaz Correa. Mencionando la facultad llevaría el nombre del Lic. Miguel Alemán Valdés.

La importancia de tener una escuela de Medicina es formar Recursos humanos para la salud (médicos). Para cumplir la formación en su enseñanza con calidad y responder a las necesidades sociales a nivel Nacional e Internacional.

En 1971 solo existía la Facultad de Medicina Veracruz. La Rectoría decidió Crear la formación de médicos en otros campus actuales en: Xalapa, Cd Mendoza, Poza Rica y Minatitlán.

Se inicia la selección de estudiantes por CENEVAL dependiendo cada región el número de estudiantes, el cual en medicina Veracruz fue a 150 estudiantes y actualmente a 160.

1975 se inició el programa de médico cirujano de 4 años continuando con internado y servicio social para finalizar en el plan 1990 concluyndose con 5 años de carrera.

Nota: En el año 2008, luego de varios intentos de acreditar a la facultad de Medicina, se inician los procesos de certificación. El **Dr. Alfonso G. Pérez Morales y el Dr. Pedro Gutiérrez Aguilar** abordan el procedimiento con el departamento de psicopedagogía a través de la **Lic. Virginia Duarte Cruz.** El objetivo es dirigido a los estudiantes, futuros médicos de la facultad. Al día de hoy se han logrado 3 acreditaciones. Una de carácter nacional y una Internacional.

Retos y Éxitos de las Acreditaciones de la Facultad de Medicina

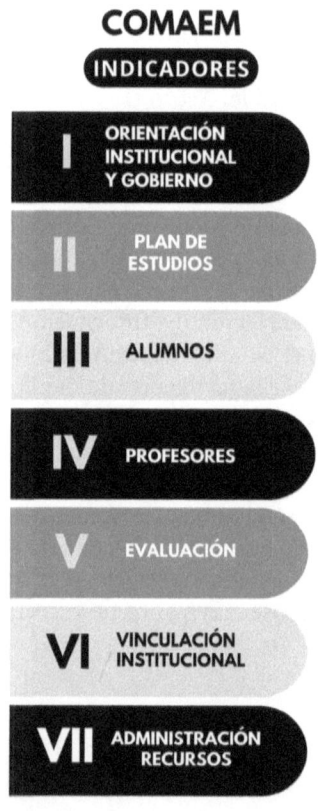

Dr. Pedro Gutiérrez Aguilar

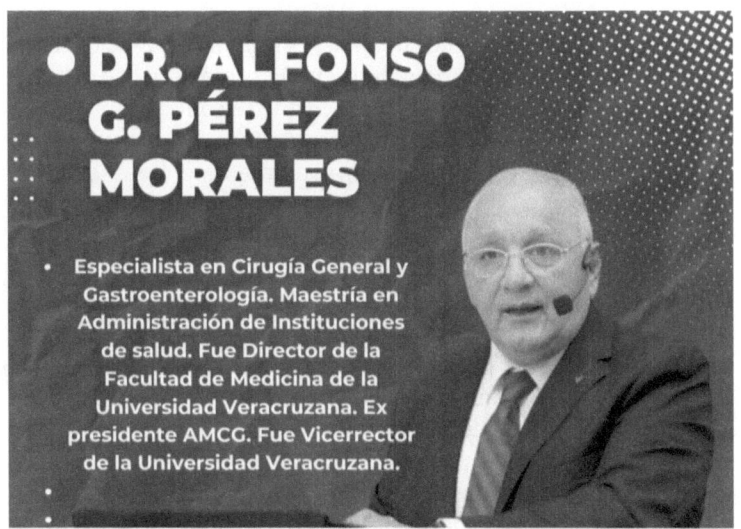

Primera Acreditación
COMAEM / COPAES
(Fecha 31 de enero 2008 al 31 de enero 2013)

Rector: Raúl Arias Lovillo
Vicerrector: Mtra. Liliana Betancourt Travedhan
Secretario Académico: Dr. Porfirio Carrillo Castilla
Director de Área de Ciencias de la Salud:
Dr. Ramón Flores Lozano

El proceso de acreditación de la de la Facultad de Medicina tiene sus antecedentes desde el año de 1995, cuando inician en la Asociación Mexicana de facultades y escuelas de Medicina a establecer lo que se conoce como el Sistema Nacional para la Calidad. de la educación médica. El organismo elabora un programa, y en este instrumento se establecen como metas, que todos los programas de Medicina del país deben de reunir ciertos criterios de calidad mínimos para garantizar que, efectivamente, los egresados de la licenciatura de médico cirujano, médico, familiar, médico general o médico cirujano y partero, que son algunos de los títulos que se dan en

Calidad y Excelencia

los diferentes universidades del país, cumplan con esos criterios mínimos que garantizaran un desempeño profesional de calidad. Entonces, a partir de este año surge lo que se conoce como el Sistema Nacional de Calidad en donde está precisamente un comité de evaluación que estuvo a cargo inicialmente en la Asociación Mexicana de Escuelas de Medicina.

Posteriormente a estos acuerdos, que en la asociación se toma la Facultad de Medicina de la Universidad Veracruzana, se suma a esos esfuerzos por hacer una evaluación. Las lógicas de estos procesos están pensadas precisamente para que se hiciera un diagnóstico, de cuáles eran las condiciones que estaban operando en la Facultad de Medicina y si estas condiciones se dan las mínimas necesarias para garantizar la calidad de la formación de los egresados. Entonces, en 1996 se integra lo que sería el primer equipo de trabajo que realmente fue muy pequeño. Creo que esa fue una de las primeras debilidades que tuvo ese primer esfuerzo que solamente estaba integrado por el cuerpo directivo, la jefatura de enseñanza y en ese momento una servidora (Virginia Duarte Cruz) que se incorporaba como prestadora de servicio social. La participación de los docentes fue mínima. Sí participaron, porque no podemos decir que no, pero fue mínima. Es una de las debilidades. No fue tan colaborativa. Y en ese momento teníamos un documento que tenía 10 secciones y eran 84 estándares de calidad.

Básicamente era una lista de cotejo. En ese primer ejercicio el trabajo fue de un año; del 96 al 97. Se hace un primer corte en el 97 y el director, que en ese momento estaba que fue el **Dr. Federico Roesch Dietlen** quien decide que no se solicitara en ese momento la verificación, porque la etapa de la acreditación tenía una contestación de ese do cumento, que era la autoevaluación y después solicitará que ciertos grupos de profesionistas vinieran a evaluar cuáles eran las condiciones. Eran muchas las debilidades en ese momento, sobre todo derivado de que en la década de los 90 la educación superior fue abandonada en cuanto al apoyo financiero para la infraestructura y equipamiento. Más bien en los 80´s; en los años 90´s empieza a retomar un poco, pero no existía todavía suficiente infraestructura en la facultad, y allí estaban las debilidades; en los laboratorios más que en los salones de clases y en los recursos didácticos para dar las clases teóricas, era en la práctica, el entrenamiento práctico en los laboratorios que estaban muy precarios, muy obsoletos los equipos y no eran suficientes para el número de estudiantes.

El segundo elemento débil era la biblioteca; en aquel entonces no existían las bibliotecas virtuales. Todo era físico y la biblioteca era muy pequeña y daba servicio tanto a las facultades de Medicina como a otras facultades del área de Ciencias de la salud. La tercera debilidad era los campos clínicos, derivado básicamente de que los maestros que daban la práctica clínica, más de 50% de la plantilla ya estaba jubilada, entonces los hospitales justamente en ese periodo del 94 al 96 tuvieron una norma oficial mexicana que fue de regulación de campos clínicos, en donde decía que no permitían el acceso a personal que no estaba contratado. Al no tener acceso al campo clínico, pues no se podía tener oportunidad a los estudiantes de hacer sus prácticas. Derivado de esas normas, el director decide que no se solicite la acreditación. Se requiere hasta el año de 1999. Sin embargo, los resultados no fueron para nada favorables. Tuvimos en ese entonces un cumplimiento del 65.9% de los estándares de calidad y no alcanzaba, porque el mínimo es de 85. Ha sido muy importante desde esa década y desde el año 2000 que fue cuando entregaron la respuesta de verificación, y empezaron a hacer los trabajos de esfuerzo que iba desde la infraestructura de la escuela, la habilitación de los laboratorios, la presión y la recuperación de espacios para la práctica clínica, la incorporación de docentes que pudieran dar esa práctica clínica, el retomar con mayor fuerza las actividades en la comunidad, es decir, atender todas esas necesidades.

De esta manera, en el año 2004, cuatro años después de esta evaluación, se inicia nuevamente el ejercicio de autoevaluación. Pero en ese momento, empieza a hacerse el cambio del documento. Porque pasó de ser AFEN a COMAEN (Consejo Mexicano para la Acreditación de la Educación Médica). Deja de ser AFEN, cambia el instrumento. Ya no tenemos un instrumento de 10 secciones, ya tenemos un instrumento de 6 secciones.

Bajan el número de estándares de calidad a 72, y entonces

Calidad y Excelencia

en ese momento empezamos y el trabajo o la evaluación y la resolución del documento de autoevaluación no era tanto como una lista de cotejo, sino que en este momento era describir las condiciones, los procesos y que estos procesos estuvieran inscritos en ciertos programas. Para que se pudiera ver muy claramente en cada una de las secciones el proceso de planeación, implementación y evaluación. Etapas del proceso administrativo en todo el acto educativo que dieran cuenta de los resultados que se estaban dando y pues bueno, desde el 2004 empezamos este proceso de trabajo en equipo, ahora sí integrado por todos los maestros de tiempo completo que estaban agrupados en las secciones aplicados en las cuestiones de políticas y fines educativos, que era el primer apartado, el segundo, que era del plan de maestros, el tercero que era el de alumnos. Y el cuarto, que era para profesores.

El quinto que era de evaluación, el sexto, que es de vinculación e investigación y el séptimo que era de administración. Esa misma estructura ha permanecido, aunque han cambiado. Ha sido muy importante. El impacto de estos procesos en la en la Facultad de Medicina tiene trascendencia porque no solo forman parte de dar a conocer a la comunidad con la sociedad. Y que la Facultad de Medicina está formando Recursos Humanos de alta calidad, sino que han sido importantes también porque es el pase de entrada para que los chicos puedan ir a hacer sus prácticas clínicas y para el acceso al campo de servicio social. Si la facultad no cumplía precisamente con estos elementos. Pues nos iban a cerrar los campos clínicos. Hay un proceso académico político normativo, que definitivamente obliga a las entidades de Medicina a que se tengan que acreditar. Aun así, hay más del 40% de las escuelas que no se acreditan, no están en este proceso de verificación, sin embargo, tener el estatus también de acreditado permite a la Universidad poder ir a hacer intercambios académicos a nivel internacional que los jóvenes de nuestra universidad y nuestro programa académico esté registrado en un organismo internacional, y con esto les permita a los jóvenes esta posibilidad. Del mismo modo, el estar acreditado te da oportunidad de participar en ciertas actividades de investigación y que obviamente una cosa nos lleva a otra. Esto nos lleva a ir perfeccionando, incrementa la calidad de formación de los estudiantes. Darle oportunidad a ellos para que adquieran mayor experiencia, más habilidades y obviamente una aceptación por parte de los empleadores.

La Facultad de Medicina de la Universidad Veracru-zana tiene una gran ventaja, y la prerrogativa es pertenecer a una de las universidades más consolidadas del sudeste del país, ¿y a qué nos lleva esto?, Nos lleva a que muchos procesos están normales, están sistematizados y están establecidos precisamente en ciertas normas, principios, reglamentos que definitivamente han dado pie a un nivel de calidad importante. Yo diría que el día de hoy tengamos ese reconocimiento de excelencia. Ese es el primero. El segundo elemento es el trabajo colegiado. El 80% de los elementos que nos piden tienen que estar avalado por cuerpos colegiados, en este caso por Academias, por el Consejo Técnico, por la Junta Académica, por el Consejo Universitario, el Consejo de área, es decir, las decisiones que se toman para el plan de estudios y para la vida académica no recae exclusivamente en el cuerpo directivo, sino que tiene de soporte toda una decisión colegiada que, obviamente, le da fortaleza en todas estas partes de la planeación. Segundo, el elemento de calidad son los profesores actualizados reconocidos, pertenecen a sociedades médicas que tienen reconocimiento a nivel nacional. Y entonces esto obviamente, da una visión de que la formación de los jóvenes no es improvisada. Está continuada por un cuerpo académico que está consolidado, es firme, que tiene experiencia en la clínica, en las actividades directivas a nivel privado, también en investigación.

El tercer elemento, yo diría por ejemplo en la acreditación del año 2007, que fue la primera, un elemento importante que nos ayudó fue el estar trabajando de manera colegiada y rescatar lo que en ese momento se llamaba proyecto aula, que después en la segunda acreditación, se conformó y se consolidó con el portafolio docente, entonces allí este ejercicio de recuperar esa actividad diaria cotidiana que tienen los docentes en cada una de las aulas y que queden plasmados en un documento y quede evidencia de cómo se está trabajando y cómo se está enseñando. Eso lo constituyó como parte importante. La primera marcó la pauta. En todas las áreas y departamentos de la facultad.

La segunda acreditación, que fue la que ya le tocó al doctor

Pedro Gutiérrez Aguilar. Allí se reflejó un equipo de trabajo muy unido. Es decir, la participación del equipo de trabajo desde el cuerpo directivo hasta los maestros que estaban en las diferentes áreas estaban muy consolidados, y si todos decían izquierda, todos eran izquierdas y eran todos derechos. Todas las iniciativas académicas que se daban las apoyaban todos, entonces todos nos enterábamos de todos.

Todos decíamos, todos participamos, y entonces se veía mucho la unión y eso garantizó dar cumplimiento a muchos estándares de calidad, incluso al cumplimiento de las atenciones de observaciones y recomendaciones de la acreditación anterior, específicamente en ética en investigación en el plan de estudios y en los procesos de evaluación. Y eso fue lo que consolidó; de tal manera que, si en la primera tuvimos un 65% de cumplimiento, que fue cuando nos reprobaron en la primera acreditación, sí que ya tuvimos un 94 y dimos el salto con esta segunda a un 98 casi al 100% de los estándares de calidad y esto fue mucho debido a ello.

Y de aquí viene el segundo proceso; la tercera acreditación, donde alcanzamos el nivel de excelencia académica. Aquí obtenemos, el 100% de los estándares básicos incluídos y tenemos el 80% de los estándares de calidad o de excelencia cubiertos para que registren este criterio.

¿Qué es lo que sucede en esta este segundo momento? Bueno, encontramos a una escuela con un equipo fuerte, integrado, consolidado, una escuela de infraestructura mucho más actualizada, muy fortalecida en el uso de las tecnologías y específicamente en el área de simulación, profesores capacitados en esas nuevas tendencias, la implementación de muchas nuevas estrategias educativas o técnicas didácticas.

Ya se estaba empezando a fortalecer las actividades de evaluación. De sistematizar todo el proceso de evaluación, un plan de estudios actualizado de reciente rediseño, que cumple con todas las directrices que desde la Organización Mundial de la Salud está estableciendo para todos los programas de educación. Entonces esto ayudó precisamente al cumplimiento de ese de nivel de excelencia junto con todos los que ya habíamos logrado en las en las anteriores. Los resultados están ahí.

Dr. Pedro Gutiérrez Aguilar

Dr. Alfonso Gerardo Pérez Morales
Director

Dr. Luis Enrique Burgos Cisneros
Secretario

LAE Jenny Teresa Díaz Vela
Administrador

Comisión Coordinadora de Autoevaluación:
Dr. Alfredo Ruiz Bandini
Mtra. Virginia Duarte Cruz
Dra. Ipsa Guadalupe Limón Espinosa

Colaboradores

Coordinadores de Equipo de Trabajo: Dra. Rosa María Álvarez Santaman, Dr. Marcelino Espinosa Zavala, Dr. Sergio Gainza Osorio, Dr. Fernando Morán Huerdo, Dr. Maximiliano Mondragón Morales, Dr. Jorge Parrazal Cobos.

Colaboradores: Dr. Pedro Gutiérrez Aguilar Dr. Pedro Alor Ramos, Dr. Gilberto Araujo Bello, Dra. Carmen Amor Ávila Rejón, LAE. Xóchitl Bolaños Domínguez, Dr. Rafael Camacho Morales, Dra. Luz María del Castillo Reynoso, Dr. Eduardo Dardón Escalante, Dra. Beatriz González Jiménez, Sr. Rafael González Ornelas, Dr. Arturo Gil Gutiérrez Wong, Dr. Agustín Guzmán Marañón, Dra. Amparo Lourdes Malfavón Malpica, Dr. Néstor Morales Argüelles, Dr. Víctor Manuel Morales Terrones, Dr. Humberto Ramírez López, LAE. Lilia Leticia Reyes Figueroa, Dr. Alfredo Rivera Secchi, Dr. Luis Lorenzo Salazar Martínez, Dra. Aurea Luz Sánchez Ángeles, Dr. Eusebio Santos Tello, Dra. Verónica Siu, Dr. Adalberto Tenorio Villalbazo, Dr. Fernando Tenorio Villalbazo, Dr. Hugo Vázquez Hernández, Dr. Carlos Julio Yoldi Pérez.

Dr. Pedro Gutiérrez Aguilar

Organización y Operación del Proceso de Autoevaluación

En enero del 2005, la Facultad de Medicina inició formalmente el proceso de Autoevaluación Institucional con miras a lograr la acreditación Institucional por parte del Consejo Mexicano para la Acreditación de la Educación Médica (COMAEM).

Para la realización de esta actividad se procedió a la conformación de equipos de trabajo para evaluar las diferentes áreas del manual de autoevaluación, y se asignó un responsable de la etapa. Posteriormente cada responsable realizó la invitación al resto de los académicos con la finalidad de integrar el equipo por afinidad académica y compatibilidad de intereses.

Los equipos de trabajo se conformaron de la siguiente forma:

EQUIPO 1
BASES GENERALES Y OBJETIVOS EDUCATIVOS

- **COORDINADOR: DR. JORGE PARRAZAL COBOS**
- DR. ADALBERTO TENORIO VILLALVAZO
- DR. AGUSTÍN GUZMÁN MARAÑÓN
- DR. FERNANDO TENORIO VILLALVAZO
- DRA. VERÓNICA SIU

EQUIPO 2
GOBIERNO Y ORIENTACIÓN INSTITUCIONAL

- **COORDINADOR: DR. ALFONSO G. PÉREZ MORALES**
- MTRA. VIRGINIA DUARTE CRUZ
- DR. PEDRO GUTIERREZ AGUILAR

Dr. Pedro Gutiérrez Aguilar

EQUIPO 3
PLAN DE ESTUDIOS Y ESTRUCTURA ACADÉMICA

- COORDINADOR: DRA. ROSA MA. ÁLVAREZ SANTAMAN
- DRA. AMPARO L. MALFAVÓN MALPICA
- DR. EUSEBIO SANTOS TELLO
- DRA. LUZ MA. DEL CASTILLO REYNOSO
- DR. NESTOR MORALES ARGÜELLES
- DR. PEDRO ALOR RAMOS

EQUIPO 4
EVALUACIÓN DEL PROCESO EDUCATIVO

- COORDINADOR: DR. MARCELINO ESPINOSA ZAVALA
- DR. ARTURO GIL GUTIÉRREZ WONG
- DRA. AUREA LUZ SÁNCHEZ ÁNGELES
- DRA. LUZ MA. DEL CASTILLO REYNOSO
- DR. GILBERTO ARAUJO BELLO

EQUIPO 5

ALUMNOS

- **COORDINADOR: DRA. IPSA G. LIMÓN ESPINOSA**
- DRA. BEATRIZ GONZÁLEZ JÍMENEZ
- DRA. CARMEN A. ÁVILA REJÓN
- DR. VÍCTOR MANUEL MORALES TERRONES
- MAESTRA. VIRGINIA DUARTE CRUZ

EQUIPO 6

MAESTROS

- **COORDINADOR: DR. FERNANDO MORÁN HUERDO**
- DR. EDUARDO DARDÓN ESCALANTE
- DR. JORGE LUIS AZNAR CU
- DR. LUIS ENRIQUE BURGOS CISNEROS
- DR. RAFAEL CAMACHO MORALES

Dr. Pedro Gutiérrez Aguilar

EQUIPO 7
COHERENCIA INSTITUCIONAL

- COORDINADOR: DR. SERGIO GAINZA OSORIO
- DR. CARLOS JULIO YOLDI PÉREZ
- DR. HUGO VÁZQUEZ HERNÁNDEZ
- DR. HUMBERTO RÁMIREZ LÓPEZ
- DR. LUIS LORENZO SALAZAR MARTÍNEZ

EQUIPO 8
RECURSOS Y ADMINISTRACIÓN

- COORDINADOR: LAE. ZENNY T. DÍAZ VELA
- LAE. LILIA LETICIA REYES FIGUEROA
- RAFAEL GONZÁLEZ ORNELAS
- LAE. XÓCHITL BOLAÑOS DOMÍNGUEZ
- LIC. ARACELY HERNÁNDEZ LÓPEZ

EQUIPO 9

CAMPOS CLÍNICOS

COORDINADOR: DR. MAXIMILIANO MONDRAGÓN MORALES

DR. ALFREDO RIVERA SECCHI

DR. FRANCISCO CALZADA ZURITA

DR. PEDRO GUTIÉRREZ AGUILAR

DR. VÍCTOR MANUEL MORALES TERRONES

Una vez conformado los equipos se realizaron reuniones con todos los equipos, para establecer el cronograma de trabajo, y de manera particular, cada uno se reunía para responder los estándares e indicadores que a cada uno correspondieron. Y la comisión coordinadora de la autoevaluación, tuvo como responsabilidad el conjuntar, dar seguimiento y apoyar el trabajo de los equipos, siendo la que convocaba, planeaba, realizaba y evaluaba las actividades de todos. Para apoyar este proceso, se requirió de la asesoría externa del Dr. José Juanbelz Cortés, quien ha tenido experiencia en los procesos de acreditación de Escuelas de Medicina; esto con la finalidad de evaluar en forma externa el proceso organizado en nuestra institución.

Dr. Pedro Gutiérrez Aguilar

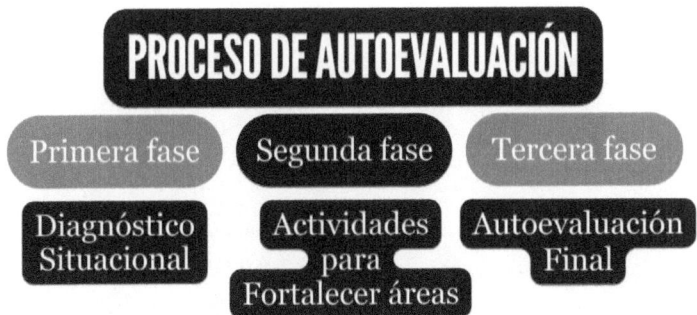

Esta primera fase de Diagnóstico situacional, dio como resultado la identificación de fortalezas y debilidades de la facultad que permitió generar una estrategia de trabajo para subsanar las debilidades y continuar fortaleciendo los aspectos positivos y las áreas de oportunidades de la Facultad. El esquema de trabajo se conformó de la siguiente forma:

PLANEACIÓN ESTRATÉGICA

DR. ALFONSO GERARDO PÉREZ MORALES
DR. LUIS E. BURGOS CISNEROS
LAE ZENNY TERESA DÍAZ VELA
DR. ALFREDO RUIZ BANDINI
DRA. IPSA GUADALUPE LIMÓN ESPINOSA
MTRA. VIRGINIA DUARTE CRUZ

A) PROGRAMAS
B) SUPERVISIÓN
C) EVALUACIÓN

DRA. AURORA DÍAZ VEGA (SESVER)
DR. SERGIO GAINZA OSORIO (ISSSTE)
DR. PEDRO GUTIÉRREZ AGUILAR (CNMV-IMSS)
DR. VINICIO ROJAS ORTEGA
(UMF 61 Y GINECOPEDIATRÍA – IMSS)

ACADEMIAS
A) REVISIÓN Y ACTUALIZACIÓN DE PROGRAMAS
B) PLANEACIÓN DIDÁCTICA
C) ACTIVIDADES ACADÉMICAS

DR. MARCELINO ESPINOSA ZAVALA
DRA. ROSA MARÍA ÁLVAREZ SANTAMÁN

ASESORÍAS PSICOPEDAGÓGICA

DR. EUSEBIO SANTOS TELLO
MTRA. VIRGINIA DUARTE CRUZ

TUTORÍAS ACADÉMICAS

DRA. IPSA GUADALUPE LIMÓN ESPINOSA

VINCULACIÓN (CONVENIOS INTERINSTITUCIONALES)

DR. ENRIQUE GONZÁLEZ DESCHAMPS (CESS)
DRA. AURORA DÍAZ VEGA (SESVER)
DR. SERGIO GAINZA OSORIO (ISSSTE)
DR. PEDRO GUTIÉRREZ AGUILAR (CNMV - IMSS)
DR. VINICIO ROJAS ORTEGA (UMF 61 Y GINECOPEDIATRÍA – IMSS)

COMITÉ INVESTIGACIÓN CUERPOS ACADÉMICOS	DR. RAFAEL GARCÍA PEÑA GUTIÉRREZ
COMITÉ BIOÉTICA	DR. GILBERTO ARAUJO DR. JOEL AGUILAR MORENO DR. RAFAEL MORALES MORALES DR. MANUEL CAMPA GONZÁLEZ (CODAVER)
A) EVALUACIÓN DE ALUMNOS	DRA. AMPARO LOURDES MALFAVÓN DR. AGUSTÍN GUZMÁN MARAÑÓN
B) SEGUIMIENTO ACADÉMICO A DOCENTES	DR. AGUSTÍN GUZMÁN AGUILERA DR. OCTAVIO AQUINO CARRERA
C) EVALUACIÓN DOCENTE	DRA. ALICIA LIMÓN ESPINOSA DR. JORGE PARRAZAL COBOS
D) EVALUACIÓN ADMINISTRATIVA (DEPARTAMENTOS)	DR. MANUEL BARREDO SÁNCHEZ
E) EVALUACIÓN DEL PLAN DESARROLLO INSTITUCIONAL	DR. ALFONSO GERARDO PÉREZ MORALES DR. LUIS E. BURGOS CISNEROS LAE ZENNY TERESA DÍAZ VELA DR. ALFREDO RUIZ BANDINI DRA. IPSA GUADALUPE LIMÓN ESPINOSA MTRA. VIRGINIA DUARTE CRUZ

Calidad y Excelencia

COMITÉ DE HIGIENE Y SEGURIDAD	DR. JOSÉ REFUGIO VÁZQUEZ BETANCOURT DRA. BEATRIZ GONZÁLEZ JIMÉNEZ
SEGUIMIENTO DE EGRESADOS	DR. RAFAEL CAMACHO MORALES DR. MAXIMILIANO MONDRAGÓN MORALES
EQUIPO INFORMÁTICO DE LA FACULTAD	DR. NÉSTOR MORALES ARGÜELLES
SEGUIMIENTO ESCOLAR DE LOS ALUMNOS	DR. LUIS ENRIQUE BURGO CISNEROS DR. PEDRO ALOR RAMOS
REVISIÓN DE NORMAS, PROCEDIMIENTOS Y REGLAMENTOS	DR. ALFONSO GERARDO PÉREZ MORALES DR. LUIS E. BURGOS CISNEROS LAE ZENNY TERESA DÍAZ VELA DR. ALFREDO RUIZ BANDINI DRA. IPSA GUADALUPE LIMÓN ESPINOSA MTRA. VIRGINIA DUARTE CRUZ

Dr. Pedro Gutiérrez Aguilar

Considerando que este ejercicio de trabajo de autoevaluación, fue el primero que se realizó de manera conjunta con los docentes de la Facultad, y el primero del cual se tienen registros sistematizados del proceso, se planteó la oportunidad de elaborar el Plan de Desarrollo Institucional 2006 – 2010; proceso en el cual participaron todos los docentes de tiempo completo; técnicos académicos y profesores por asignatura que desearon participar.

Para la organización de las actividades a realizar por cada uno de los grupos de trabajo, se propuso que los grupos fueran asignados a un Departamento existente en la Facultad; quienes fueron los Encargados de dar seguimiento y evaluación a cada programación de actividades que los grupos diseñaron, así como el espacio físico donde se conjuntaron los documentos e información que como resultado de las acciones de los equipos se obtuvieron. También, fueron los departamentos responsables para el manejo de los recursos físicos y materiales que dentro del Programa Operativo Anual (POA) se designaron para las actividades que se coordinaron.

Los equipos de trabajo se agruparon con los departamento de la Facultad de la siguiente forma:

1. Integración de equipos de trabajo. En esta etapa se indicó cual fue el trabajo a realizar por cada uno de los equipos, y los responsables asignados a cada uno de las áreas de atención. Además, se solicitó a cada uno de los coordinadores que invitaran a participar al resto de los académicos de la Facultad, con la finalidad de unir esfuerzos para el logro de las metas.

2. Una vez integrado los equipos de trabajo se informó a la Di-rección de la Facultad, el nombre y datos de los maestros participantes en el proceso.

3. Se realizaron reuniones de trabajo para dar a conocer la propuesta base para la integración del Plan de Desarrollo de la Facultad 2006 – 2010; para realizar las correcciones y/o adecuaciones necesarias.

4. Se iniciaron las sesiones de trabajo para que con base a:

- Autodiagnóstico reportado por los equipos de autoevaluación
- Estándares de calidad necesarios alcanzar para la Certificación de la Facultad

Se plantearán las actividades y asignación de responsables, para llevar a cabo las estrategias y metas planteadas para cada uno de los equipos de trabajo; así como el establecimiento de estrategias de Coordinación de Funciones con los Departamentos de la Facultad.

5. Se integró el Plan de Desarrollo de la Facultad a partir de las actividades propuestas por cada equipo y dentro del marco del Plan de Desarrollo del Rector.
6. Se difundió en la comunidad universitaria (administrativo, docente y alumnos) de la Facultad, el Plan de desarrollo planteado por los equipos de trabajo.
7. Finalmente se inició la implementación de actividades pro-puestas por cada uno de los equipos.

A partir del mes de enero del año 2006 se monitorearon los trabajos de los equipos a partir de autoevaluaciones y reporte de actividades realizadas a la comisión Coordinadora del proceso de autoevaluación de la Facultad.

Con base en estos reportes de trabajo y con el apoyo del asesor externo para este proceso (Dr. José Juanbelz Cortés) se hicieron 5 versiones extras de la contestación del documento de autoevaluación 2003 de la COMAEM, así como la integración escrita y digital de los documentos anexos que dan soporte a las respuestas emitidas por los equipos de trabajo en el documento. Para esta actividad se contó con dos visitas del asesor externo a nuestra facultad para cotejar y dialogar con los equipos evaluadores las observaciones realizadas al documento:

1) La primera visita se realizó del 27 al 28 de mayo del 2005.
2) La segunda visita la realizó del 31 de marzo al 2 de abril del 2006.

Durante este proceso, se siguieron las observaciones por parte del asesor externo y la comisión coordinadora fue la encargada de dar detalle y puntualizar los elementos solicitados para la contestación del Documento; de estas actividades realizadas se informaron a los equipos de trabajo las modificaciones y las descripciones anexadas en las siguientes fechas:

a. Diciembre del 2005 (Segunda revisión del documento).
b. Marzo del 2006 (Tercera y Cuarta revisión del documento).
c. Mayo del 2006 (Quinta revisión del documento) Durante esta reunión, los equipos de trabajo consideraron pertinente dar la información obtenida a la población universitaria: alumnos, docentes y personal administrativo, técnico y manual.
d. Durante el mes de mayo del 2006 se dio información de los avances de la autoevaluación de la facultad a la población universitaria, para lo cual se plantearon:
• 2 reuniones con el personal académico una realizada en la mañana y otra por la tarde.
• 2 reuniones con el personal administrativo, técnico y manual la cual también consideró los dos turnos: matutino y vespertino.
• Por último, se realizaron 5 reuniones con los alumnos de la facultad, distribuyéndose por cada generación escolar.

Durante los meses de junio y julio el asesor externo revisó la quinta versión de la resolución del documento de autoevaluación, remitiéndonos las últimas observaciones en el mes de septiembre del 2006; señalando que las acciones emprendidas y la solventación del documento eran consideradas pertinentes para la solicitud de la verificación por el equipo de la COMAEM.

A partir de este mes (septiembre/2006) hasta los meses de enero y febrero del 2007, la comisión de autoevaluación se remitió a integrar la versión final del documento (sexta) y la digitalización de los archivos anexos que sustenta la contestación del mismo.

Resumen de la Acreditación COMAEM 2021
Equipo de autoevaluación de la Facultad de Medicina Universidad Veracruzana Región Veracruz

Dirección General del Área Académica de Ciencias de la Salud:

Dr. Pedro Gutiérrez Aguilar
Responsable:
Dr. Julio César Viñas Dozal
Coordinación:
Mtra. Virginia Duarte Cruz
Dr. Francisco Ruíz García

Mtra. Ana Isabel Castillo Alarcón
Apoyo en probatorios:

Equipo Apartado I:
Coordinación: Dr. Francisco Ruíz García
Dr. Julio César Viñas Dozal
Mtra. Virginia Duarte Cruz

Equipo Apartado II:
Coordinación: Rosa María Torres Hernández
Dr. Rafael Ramos Castro
Mtra. Ana Isabel Castillo Alarcón
Dr. Agustín Guzmán Marañón

Equipo Apartado III:
Coordinación: Mtra. Virginia Duarte Cruz
Lic. Rosalía Estrada Sánchez
Dra. Amparo Lourdes Malfavón Malpica
Dr. Jorge Elías Castillo Hernández
Miss. Rosa Alba Ortega Blanca

Equipo Apartado IV:
Coordinación: Dr. Manuel Saiz Calderón Gómez
Dra. Rosa María Álvarez Santamán
Dr. Francisco Ruíz García
Dra. Hilda Guadalupe Preciado
Dr. Néstor Alejandro Hernández Fernández
Mtra. Lilia Leticia Reyes Figueroa
Miss. María Elena Hernández Villagomez

Equipo Apartado V:
Coordinación: Dra. Beatriz González Jiménez
Mtra. Virginia Duarte Cruz
Mtra. Ana Isabel Castillo Alarcón
Dra. Cristina García Franco

Equipo Apartado VI:
Coordinación: Dra. Hilda Guadalupe Preciado
Dr. Humberto Hernández Ojeda
Dra. Luz María del Castillo Reynoso
Dra. Obdulia Texon Fernández
Dr. Néstor Alejandro Hernández Fernández

Equipo Apartado VII:
Coordinación: Dr. Francisco Ruíz García
Mtra. María Esther Carmona Guzmán
Mtra. Susana Méndez Cruz
Lic. Jorge Agustín García Morales
Mtro. Moisés Segura Juárez
Dr. Christian Alan Acosta Terán
Mtro. Yamil Kayser Alarcón

EQUIPO EVALUADOR:

Coordinación:
Dr. Juan Hernández Hernández Escuela Superior de Medicina Instituto Politécnico Nacional

Secretaría:
Dra. Beatriz Elina Martínez Carrillo Facultad de Medicina Universidad Autónoma del Estado de México
Evaluación:

Dr. Jesús Hernández Tinoco
Facultad de Medicina Universidad España de Durango
Dra. María Antonia del Carmen Torres Álvarez

Departamento de Ciencias de la Salud Universidad Popular Autónoma del Estado De Puebla

Dr. José Alejandro Ríos Valles
Facultad de Medicina y Nutrición – Universidad Juárez del Estado de Durango, Durango

Dr. Ismael David Piedra Noriega
Facultad de Medicina y Ciencias de la Salud
Tecnológico de Monterrey

Dr. Fernando Cadena Mejía
Escuela de Medicina Mérida Universidad Anáhuac Mayab

Sesión de apertura:

17 de mayo del 2021 a las 10:30 h de manera virtual a través de la plataforma de streaming para videoconferencia UV Zoom y redes sociales oficiales con la asistencia de las autoridades universitarias. Dr. Pedro Gutiérrez Aguilar, Director General del Área Académica de Ciencias de la Salud; Dr. Alfonso Gerardo Pérez Morales, Vicerrector UV Región Veracruz, Dr. Julio César Viñas Dozal, Director de la Facultad de Medicina; además, la Dra. María Bernarda Irene Duarte Montiel, Presidenta de Comaem, acompañada del equipo evaluador con palabras del Coordinador del Equipo y Secretario Técnico de COMAEM, Dr. Juan Hernández Hernández. Además de asistencia de la comunidad académica y docente de la Facultad. Se da por iniciada la visita virtual para la evaluación del Programa de Estudios Médico Cirujano de la Universidad Veracruzana Región Veracruz en la Facultad de Medicina.

Sesión de cierre:

21 de mayo del 2021 a las 10:30 h de manera virtual a través de la plataforma de streaming para videoconferencia UV Zoom y redes sociales oficiales. Por primera vez en la Universidad Veracruzana parta el Programa de Estudios Médico Cirujano, se realiza la recopilación de datos de manera virtual para adjuntarlo en la plataforma SIS-COMAEM, para que el equipo asignado para visita de evaluación externa virtual con fines de reafirmación de la acreditación.

Resultados:

Se recibe el resultado, producto de la sesión del Consejo del día 27 de julio, del consenso de los miembros constituidos en Comité de Acreditación cuya decisión fue consistente en Acreditar el Programa Médico Cirujano de la Universidad Veracruzana Región Veracruz Facultad de Medicina por cinco años con distinción de Calidad Superior a través de documento COMAEM. PRE/S.E./Dictamen 05/2021 dirigido al C. Director y Responsable de la Acreditación, Dr. Julio César Viñas Dozal; signado al final del escrito por la C. Dra. Irene Durante Montiel, Presidenta de COMAEM.

Se reciben las dos placas, por la Acreditación Internacional y por la Distinción de Calidad Superior, ubicados en la Direc-ción de la Facultad de Medicina, el día 21 de agosto del 2021 en la Sala de Juntas de la Rectoría en las manos de la C. Dra. Sara Ladrón de Guevara González, Rectora de la UV. La nota del evento de encuentra en la siguiente liga: https://www.uv.mx/prensa/banner/medicina-veracruz-obtuvo-acreditacion-y-distincion-de-calidad-superior/

Los resultados son consistentes, de manera cuantitativa, en los datos registrados en la siguiente Tabla 1. Resumen de resultados de evaluación COMAEM 2021

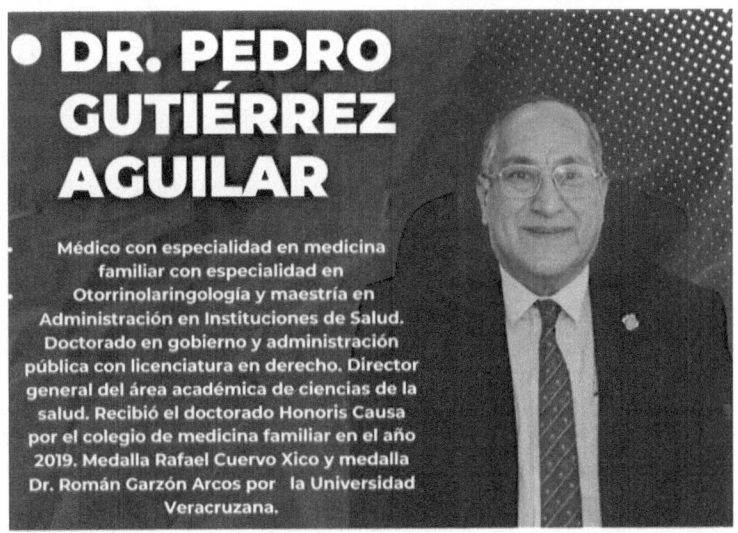

Segunda Acreditación
Fechas 16 diciembre 2015 al 16 de diciembre 2020

Rectora: Dra. Sara D. Ladrón de Guevara González
Vicerrectora: Liliana Betancourt Travedhan
Secretaria Académica: Lic. Leticia Rodríguez Audirac
Directora Área Académica Ciencias de la Salud: María Concepción Sánchez Rovelo

La segunda acreditación dio continuidad al proceso de acreditaciones, ya que dentro de los parámetros exigidos siendo una universidad pública que depende de un presupuesto federal. Esta parte es de gran ayuda, así como la aportación de los estudiantes. Responder a este reto presupone dejar en alto a la propia Universidad Veracruzana, así como a la ley orgánica al igual que a la ley general de salud a través de la secretaria y por otro lado al organismo COMAEM.

El gran equipo de trabajo es la otra composición; recae en los docentes, alumnos. No olvidemos que la calidad continua es el indicador de mayor relevancia en este sentido. El reto entonces se hace más obligado cada vez. El equipo de verificación de CO-MAEM en ese momento fue integrado por el Dr. Rogelio David Cervantes Madrid, de la Universidad de Monterrey. El Dr. Joel Sánchez Alor de la Universidad Nacional del Estado de México. Dra. Karla Massiel Quiñones Martínez, Universidad Juárez del Estado de Durango.

El Dr. Juan López Escalante de la Universidad Latina de México. Dr. Pablo Miguel González Montalvo de la Universidad Autónoma de Yucatán. Las autoridades de la propia Universidad Veracruzana como la Dra. Sara Ladrón de Guevara ex rectora, la Maestra Leticia Rodríguez Audirac Secretaria Académica, la Maestra María Concepción Sánchez Rovelo, Directora General del Área Académica de Ciencias de la Salud, Dr. Alfonso Gerardo Pérez Morales, ex Vicerrector de la Región Veracruz de la Universidad Veracruzana, así como al Dr. Luis Lorenzo Salazar Martínez, Secretario de la Facultad de Medicina de la Universidad Veracruzana. Otros profesionistas fueron la Dra. en Pedagogía Virginia Duarte Cruz quien cubrió la coordinación General del proceso.

Igualmente, la Dra. Julia Mena Riesco, Secretaria del equipo. La Dra. Itza Guadalupe Limón Espinosa del equipo orientación, institución y gobierno, el Dr. Luis Lorenzo Salazar Martínez que siendo secretario tenía la responsabilidad del equipo número 2 en el   plan de estudios, la Dra. Rosa María Álvarez Santamán equipo 4 de profesores, el Dr. Arturo Gil Gutiérrez equipo 5 de evaluación y la Dra. Aurora Díaz Vega, equipo 6 vinculación Institucional, Dr. Manuel SaizCalderón Gómez, responsable de las áreas comunitarias. Dr. Rafael Ramos Castro responsable de internado y servicio social. Así como la C.P. María Esther Carmona Guzmán en el equipo de administración y recursos.

Dentro de los indicadores más importantes que se observó fue la investigación y mucho más aún el indicador de evaluación, así como la organización de los alumnos con el modelo MEIF (modelo integral flexible), así como la vinculación institucional.

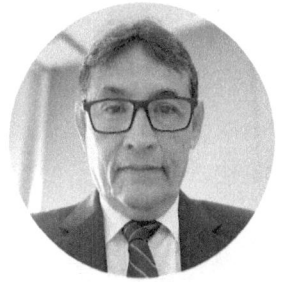

Relatoría: Dr. Rafael Ramos Castro

Participé en el proceso de acreditación en las áreas de campos clínicos, internado de posgrado y servicio social. El procedimiento fue a través de los requerimientos exigidos de los acreditadores. La demostración fue evidenciar a COMAEM los resultados y evidencias de cada uno los indicadores señalados.

Relatoría: Dra. Rosa María Álvarez Santaman

Participé en el indicador de docentes, a través de reuniones donde se levantaron documentos administrativos como actas. El portafolio docente fue un respaldo importante; así como el laboratorio de académicos y áreas como el bioterio. Todo este paquete cubrió el requerimiento de la acreditación.

Relatoría: Segunda Acreditación
Dr. Néstor Alejandro Hernández Fernández

Fue realizada por el Centro de Entrenamiento y Evaluación de Habilidades Clínicas (CEEHAC).

Doctor Néstor Alejandro Hernández, Fernández, médico internista. Mi colaboración es en relación a la tercera acreditación hecha por COMAEM.

Fui entrevistado en dos ocasiones vía virtual. Me solicitaron todas las evidencias de cinco años de todas las prácticas realizadas en el Centro de Simuladores la cual consistió en muchas prácticas con la evidencia por escrito las cuales se escanearon a la ciudad de México.

Todo esto, este tipo de entrevista que se realizó fue muy extendida porque se mostraron las áreas de simuladores que son el área del ciclo clínico de primer nivel de atención, que es el área de clínica propedéutica donde los estudiantes realizan las prácticas de los primeros semestres. Otra área es Pediatría, donde se encarga básicamente los especialistas de realizar prácticas para que los alumnos tengan o adquieran la competencia, la habilidad, hacer reanimación neonatal, entre otras prácticas.

Otra área de Ginecobstetricia, que es conducida por Gineco obstetras para la realización de prácticas clínicas, como el trabajo de parto, hemorragia obstétrica, colocación de DIU, exploración de glándulas mamarias, etc. Y otra área que es el Área de Medicina Interna y el área de urgencias, la cual entrevé los simuladores de alta fidelidad, como son el SIMAN 3G; equipo donde se hacen prácticas de alto nivel y de alta eficiencia.

Por otro lado, COMAEM hizo mucho hincapié en reforzar el aprendizaje significativo o determinado estudio auto dirigido donde el alumno hace distintas prácticas clínicas.

En esta misma área de estimuladores se contiene el área Debriefing, donde se hace una retroalimentación al alumno para que vaya adquiriendo y alcanzando las competencias y habilidades. El catedrático pasa de esta forma a convertirse en un facilitador experto en este proceso.

La simulación se ha evaluado ampliamente y se considera eficaz desde el punto de vista educativo, al tiempo que complementa las medidas de seguridad que atañen a los pacientes durante el proceso de formación clínica. La adopción formal de la simulación en el plan de estudios de la carrera de medicina ha dado un vuelco en lo que a enseñanza se refiere. La tercera acreditación hecha por COMAEM sigue colocando peldaños para mejores condiciones de calidad en la enseñanza sin duda.

Relatoría:
Dr. Manuel SaizCalderón Gómez

Es muy satisfactorio para un servidor el elaborar una breve relatoría acerca de la participación de docentes y alumnos acerca de las visitas de acreditación por **COMAEM** en lo que respecta a las actividades de **Salud Comunitaria en la Facultad de Medicina Región Veracruz de la Universidad Veracruzana.** Es conveniente referirme que la **Coordinación de Salud Comunitaria** es responsable de dar respuesta a la planeación del trabajo comunitario extra aula en los diversos escenarios en que se programan las actividades con 2 horas semanales.

Durante más de 15 años el territorio donde se ha desarrollado la competencia del completo dominio del trabajo comunitario ha sido una comunidad ubicada en el centro histórico de la ciudad de Veracruz, me refiero al **Barrio de la Huaca**, en donde gracias al convenio entre la Universidad Veracruzana y la Profesora Noemí Palomino líder del Barrio de la Huaca, se nos ha permitido el acceso a más de los 20 patios en que se asientan las familias en que los alumnos y docentes en apego al Manual de actividades de Salud comunitaria vigente y actualizado por el **Dr. Luis Salazar Martínez**, predecesor de un servidor en la titularidad de la Coordinación de Salud Comunitaria en nuestra Facultad.

Desde luego el diario quehacer comunitario se constituye en un informe final en que toda vez que se han realizado visitas semanales al patio asignado, se entrega constancia de la intervención realizada en las familias en que se enfatiza la promoción y la educación para la salud con el objetivo de mejorar la calidad de vida en salud del individuo, la familia, la comunidad y la sociedad.

Dr. Pedro Gutiérrez Aguilar

Con el contexto antes referido, durante 5 años, se va acumulando el trabajo realizado en la comunidad y tenerlo preparado para el día de la visita por el organismo evaluador de COMAEM.

En la visita del 2015, a cargo de un servidor la coordinación de Salud comunitaria, con fecha ya confirmada para rendición de cuentas ante el evaluador cuyo nombre recuerdo era el Dr. Joel Alarcón, acudí al aeropuerto a recibirlo y de inmediato se plasmó el plan de trabajo, el cual consistió en socializar nuestro encuentro y mostrar la evidencia documental del trabajo realizado por alumnos y docentes, lo cual fue meritorio de buenos comentarios, acto seguido se planeó la visita al azar a uno de los patios del Barrio de la Huaca, correspondió acudir de inmediato al Patio Santa María en que a las 10 horas correspondía que estuvieran presentes los alumnos de la experiencia educativa a cargo del Dr. Luis Salazar Martínez, nos trasladamos al escenario y al bajar del vehículo me dice el Dr. Joel Alarcón:

Dr. SaizCalderón. Usted hace favor de quedarse afuera del patio y el evaluador se dirigió al interior del patio, momentos emocionantes vividos en la espera de conocer que había sucedido en la evaluación, pues al término de su intervención me comunica el Dr. Joel que había sido satisfactorio lo explorado tanto a los habitantes de la unidad habitacional, a los alumnos y al docente responsable, en apego al Manual y corroborando las evidencias tanto en las entrevistas a los habitantes, alumnos y docente, por lo que de inmediato le comunique al Dr. Pedro Gutiérrez Aguilar Director de la Facultad de Medicina lo acontecido.

Durante los siguientes 5 años tuve la oportunidad de continuar al frente de la coordinación de Salud Comunitaria, siguiendo con la misma línea de trabajo colaborativo, en ésta ocasión en base a la innovación e investigación educativa en salud, en trabajo conjunto con los integrantes del Cuerpo Académico CAUV526, se diseñó el proyecto Medico UV en octubre 2019,los echamos a andar en febrero 2020 y gracias a su implementación pudimos sacar adelante las actividades comunitarias dada la contingencia sanitaria de la pandemia de Covid, lo cual impidió asistir tanto a las actividades escolares en aula como no desarrollar actividades en el campo. Con fecha programada para rendición de cuentas en el periodo 2015-2020, se estableció un plan de evaluación por COMAEM a través de las tics utilizando zoom y en que se tuvo una entrevista con la evaluadora, en que se le mostró el trabajo

realizado en la comunidad gracias al apoyo de los alumnos que trabajaron con sus familias bajo la asesoría en línea de sus docentes.

Dr. Pedro Gutiérrez Aguilar

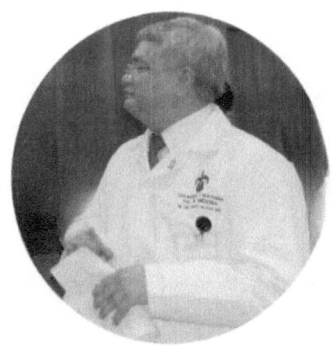

Relatoría de la Segunda Acreditación
Dr. Luis Salazar Martínez

Entrevista con el Dr. Luis Salazar Martínez en relación a la segunda acreditación. (Secretario académico de la Facultad de Medicina, Universidad Veracruzana).
Lo más importante de ese momento fue que se volvió a acreditar la institución. Esto quiere decir que se le dio certeza al encargo profesional de todo un equipo de trabajo. La diferencia fue que ahora con mejor evaluación por parte del órgano acreditado se pudieron constatar los indicadores y señalamientos de la acreditación anterior. En la primera, se alcanzaron buenos resultados, pero costó mucho trabajo. Ahora, con mejor organización y mejor implementación, se logró tener una evaluación muy positiva, sobre todo en las áreas de Medicina, comunitaria y de clínicas, que son las más álgidas para lograr la acreditación.
    Cada una representó en operación, en funcionalidad, en la facultad, en el renglón académico. La segunda acreditación, representó que mejoramos en calidad, ya que se cubrieron los parámetros que marca el documento de acreditación y se logró comprobar que efectivamente se cumple con los estándares de calidad que exige el organismo COMAEM; este sigue siendo un organismo importante en este procedimiento.

Porque es el órgano acreditador de escuelas y facultades de Medicina del país. Entonces es muy significativo en el trabajo diario de catedráticos, y en el de los campos de aprendizaje de los alumnos. Los directores, que en su momento fueron o estuvieron al frente de la Facultad de Medicina fue decisiva su participación, pues han sido la cabeza de la escuela o Facultad Medicina y su papel debe ser el más sustancial porque es el que dirige los esfuerzos de todos.

Después de dos acreditaciones el camino se transforma en mejores oportunidades para todas las partes. La conclusión es que se ha avanzado en algunos campos importantes y esto cada vez ofrecerá mejores condiciones de calidad en la preparación profesional de los estudiantes de cada institución.

Dr. Pedro Gutiérrez Aguilar

María Esther Carmona Guzmán
Reseña del uso Administración y Recursos

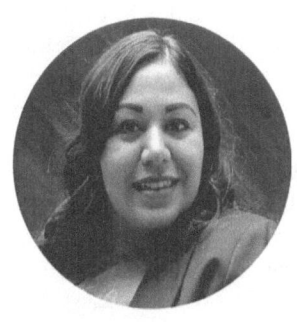

En la Facultad de Medicina existen tres figuras relevantes, el director, Secretario de Facultad y el Administrador, el cual en esta reseña se hablará de lo elemental de las actividades de la Administración y quien funge en ese papel de administrador.

La facultad de medicina ha logrado cubrir sus requerimientos y necesidades a partir del apoyo de las Pro mejoras que los estudiantes aportan en cada inscripción, aunque esto lleva un proceso debido a que al ingresar el recurso a las cuentas de la Universidad se convierte en dinero público, se requiere aplicar procedimientos administrativos para poder ejercer el recurso, y ajustándose a las necesidades del inmueble y los requerimientos de cada laboratorio.

El reglamento de Pro mejoras es elemental para poder administrar los recursos y poder contribuir con el estudiantado en lograr cubrir los recursos materiales de equipamiento y académicos; sujetarse a dicho reglamento es elemental puesto que eso permite cumplir con las directrices administrativas y al mismo tiempo trabajar en conjunto con los alumnos y formar un comité que se conforman por el Director de la Facultad, el Administrador, dos académicos de la Facultad de Medicina, el Consejero Alumno y dos alumnos representantes ante consejo fungiendo como vocales, todos siempre reunidos para tomar las mejores decisiones respecto al ejercicio de los recursos de la Facultad.

Partiendo de esto, se inician trabajos en la facultad de medicina junto con el apoyo de toda la comunidad de maestros y alumnos para empezar a remodelar el edificio, laboratorios y aulas, áreas administrativas, cubículos, jardines y áreas comunes. En el año 2011 se inician los cambios en la facultad respecto a la infraestructura, se empieza a remodelar el aspecto de la facultad, retirando todos los pisos y mosaicos de antaño y supliendo por pisos nuevos que dan a la facultad un aspecto de hospital, los trabajos continúan para remodelar cada laboratorio tales como: Anfiteatro, Cirugía, Histopatología, Farmacología, Microbiología y Bioquímica, se equiparon los laboratorios antes mencionados con equipos médicos tales como microscopios, centrifugas, estufas de laboratorio, camas hospitalarias, estufas, mesas de acero inoxidable, entre otros. También surgió la remodelación del Bioterio donde se encontraban los conejos y ratones que eran parte de las pruebas de laboratorio a través de las clases de Farmacología.

Surgió en el 2012 el área de simuladores donde se adquirieron equipos de alta gama tecnológica los cuales suplieron en muchas ocasiones a los cadáveres, esto para poder hacer simulación en tiempo real de parto, oído de bebé, etc. Este laboratorio a la fecha es relativamente importante para las prácticas médicas de todos los estudiantes teniendo equipo de alta tecnología y esto se adquirió gracias a los recursos que aportan todos los estudiantes semestre a semestres.

Se remodelaron además la Dirección, la Secretaría Académica y el área de las secretarias en la administración, el departamento de psicopedagogía y el almacén.

El Aula Magna y el Auditorio II fueron remodelados en su totalidad incluyendo sus butacas nuevas, luces speciales, equipamiento de video tales como: equipo de videoconferencias, cámaras de video, bocinas, proyectores especiales, pantallas de televisión, pantallas para proyectar, etc.

El centro de cómputo fue remodelado en su totalidad tanto en sus instalaciones como renovando el equipo de cómputo con mayor capacidad, creando un área para clases como para consulta general de los estudiantes.

Se instalaron 114 cámaras de alta resolución para salones, pasillos, áreas comunes, biblioteca, área de reloj checador, entre otras, esto para poder contar con espacios seguros y con los cuales la comunidad universitaria se sienta.

La biblioteca también se remodeló en infraestructura al interior como al exterior el jardín que se implementó apoyando a tener espacios verdes y área de estudios denominado como biblioteca ecológica.

En el año 2014 ya la Facultad de Medicina estaba completamente remodelada, los estudiantes felices de tener instalaciones modernas y adecuadas en cada espacio de la facultad, a donde acudieran los estudiantes encontraban un lugar propio para realizar sus actividades académicas.

A mediados de 2014 se empezó a trabajar encaminados a acreditar una facultad que, si bien en nivel infraestructura estaba totalmente equipada, en el área académica sobresalía con su planta académica.

COMAEM (CONSEJO MEXICANO PARA LA ACREDITACIÓN DE LA EDUCACIÓN MÉDICA A. C.) es la asociación que evaluó a la Facultad de Medicina en la Acreditación que, si bien es en sentido estricto un tipo de auditoría realizada por médicos generales y especialistas, no nada más para el área académica y el desempeño de ésta, también es de alta relevancia la Administración y Recursos que el apartado VII pide a detalle que se cumpla con cada indicador.

La Administración de la Facultad tiene un impacto directo con el funcionamiento de esta puesto que permite el cumplimiento oportuno de las funciones educativas y académicas, es decir, se encarga de la distribución correcta y oportuna de los recursos financieros y la gestión de estos, todo dirigido al bienestar de los estudiantes y académicos, puesto que el recurso no solo se utiliza para la mejora de la infraestructura, sino que está destinado también para que el estudiante participe en eventos académicos, culturales y deportivos, fomentando siempre directa e indirectamente una formación integral en el estudiantado.

Se apoyó con viáticos a alumnos que participaban a congresos, a maestros con apoyos para poder participar con los estudiantes en eventos académicos ya sea en foros, coloquios y congresos.

Todas las actividades antes mencionadas se fueron documentando entre 2014 e inicios de 2015 para poder mostrar ante los acreditadores de COMAEM que la Facultad de Medicina representaba con el cuerpo directivo del Director, Secretario de Facultad y Administrador trabajaron en equipo para poder lograr la acreditación, la cual se puede decir que al momento de recibir al médico entrevistador que solicitó ver las estrategias para el uso y cuidado de recursos, la obtención de éstos y la utilización y destino que se les daba.

Al atender la entrevista con la administración se les explicó el origen y la aplicación de los recursos, se demostró que el trabajo en equipo entre las autoridades de la facultad, la planta académica y los estudiantes se pudo lograr tener una facultad que cumplía no madamas con el área académica en la formación del estudiante de medicina, si no con una buena administración que trabajando a la par de lo académico se logró obtener la acreditación por parte del organismo acreditador COMAEM.

Mostrando con esto que una facultad donde los directivos son un equipo y trabajan en conjunto implementando la unidad, el trabajo colaborativo, siempre se tendrán resultados positivos, puesto que tendrá como resultados que los estudiantes puedan contar con todos los requerimientos académicos administrativos, contando con resultados fueron una acreditación con vigencia de 2016 al 2020.

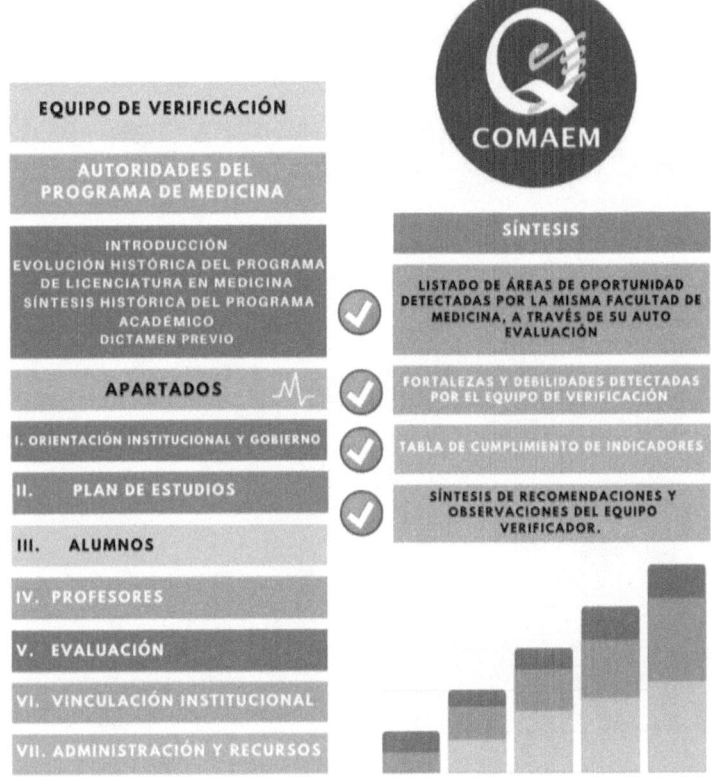

EQUIPO DE VERIFICACIÓN COMAEM

DR. ROGELIO DAVID CERVANTES MADRID UNIVERSIDAD DE MONTERREY	**COORDINADOR**
DR. JOEL SÁNCHEZ ALOR UNIVERSIDAD NACIONAL AUTÓNOMA DE MÉXICO	**SECRETARIO**
DRA. KARLA MASSIEL QUIÑONES MARTÍNEZ UNIVERSIDAD JUÁREZ DEL ESTADO DE DURANGO	**VERIFICADOR**
DR. JUAN MANUEL LÓPEZ ESCALANTE UNIVERSIDAD LATINA DE MÉXICO	**VERIFICADOR**
DR. PABLO MIGUEL GONZÁLEZ MONTALVO UNIVERSIDAD AUTÓNOMA DE YUCATÁN	**VERIFICADOR**

Dr. Pedro Gutiérrez Aguilar

EQUIPO DE VERIFICACIÓN

INTRODUCCIÓN
- **AUTORIDADES DEL PROGRAMA DE MEDICINA**
- EVOLUCIÓN HISTÓRICA DEL PROGRAMA DE LICENCIATURA EN MEDICINA
- SÍNTESIS HISTÓRICA DEL PROGRAMA ACADÉMICO
- DICTAMEN PREVIO

APARTADOS

- **I.** ORIENTACION INSTITUCIONAL Y GOBIERNO
- **II.** PLAN DE ESTUDIOS
- **III.** ALUMNOS
- **IV.** PROFESORES
- **V.** EVALUACIÓN
- **VI.** VINCULACIÓN INSTITUCIONAL
- **VII.** ADMINISTRACIÓN Y RECURSOS

SÍNTESIS

LISTADO DE ÁREAS DE OPORTUNIDAD DETECTADAS POR LA MISMA FACULTAD DE MEDICINA, A TRAVÉS DE SU AUTO EVALUACIÓN

FORTALEZAS Y DEBILIDADES DETECTADAS POR EL EQUIPO DE VERIFICACIÓN

TABLA DE CUMPLIMIENTO DE INDICADORES

SINTESIS DE RECOMENDACIONES Y OBSERVACIONES DEL EQUIPO VERIFICADOR

Calidad y Excelencia

AUTORIDADES DEL PROGRAMA DE MEDICINA

DRA. SARA LADRÓN DE GUEVARA	RECTORA DE LA UNIVERSIDAD VERACRUZANA
DR. ALFONSO G. PÉREZ MORALES	VICE RECTOR DE LA UNIVERSIDAD VERACRUZANA
MTRA. LETICIA RODRIGUEZ AUDIRAC	SECRETARIA ACADÉMICA DE LA UNIVERSIDAD VERACRUZANA
MTRA. MARÍA CONCEPCIÓN SÁNCHEZ MORALES	DIRECTORA GENERAL DEL ÁREA ACADÉMICA DE CIENCIAS DE LA SALUD DE LA UNIVERSIDAD VERACRUZANA
DR. PEDRO GUTIÉRREZ AGUILAR	DIRECTOR DE LA FACULTAD DE MEDICINA VERACRUZ DE LA UNIVERSIDAD VERACRUZANA
DR. LUIS LORENZO SALAZAR MARTÍNEZ	SECRETARIO DE LA FACULTAD DE MEDICINA VERACRUZ DE LA UNIVERSIDAD VERACRUZANA

 **EQUIPO DE AUTO EVALUACIÓN**

DR. PEDRO GUTIÉRREZ AGUILAR	RESPONSABLE
MTRA. VIRGINIA DUARTE CRUZ	COORDINADOR
MTRA. JULIA MENA RIEZCO	SECRETARIA
DRA. IPSA GUADALUPE LIMÓN ESPINOSA	EQUIPO1: ORIENTACIÓN INSTITUCIONAL Y GOBIERNO
DR. LUIS LORENZO SALAZAR MARTÍNEZ	EQUIPO2: PLAN DE ESTUDIOS
DR. PEDRO GUTIÉRREZ AGUILAR	EQUIPO 3: ALUMNOS
DRA. ROSA MARÍA ÁLVAREZ SANTAMAN	EQUIPO 4: PROFESORES
DR. ATURO GIL GUTIÉRREZ WONG	EQUIPO 5: EVALUACIÓN
DRA. AURORA DÍAZ VEGA	EQUIPO 6: VINCULACIÓN INSTITUCIONAL
CP. MARÍA ESTHER CARMONA GUZMÁN	EQUIPO 7: ADMINISTRACIÓN Y RECURSOS

Calidad y Excelencia

EQUIPO DE AUTOEVALUACIÓN

Dictamen previo: acreditado por 5 años en enero 2008
Acreditación previa y recomendaciones emitidas: (elaborar una Tabla opinando sobre el cabal cumplimiento de las recomendaciones y Observaciones hechas con motivo de dicha acreditación previa).

Estándar	Recomendación (Copiar la recomendación hecha a la Institución)	Cumplimiento (si actualmente cumple o no)
(O) 4 Actual 30.3	Dedicar mayor número de recursos financieros a la contratación de servicios de consulta electrónica de texto completo en inglés (por ejemplo OVID)	SI
(O) 18 Actual 7.1	Es conveniente concretar de manera sustancial el perfil del egresado con el fin de que no se disperse, tenga mayor claridad y precisión.	SI
(O) 23 Actual 21.5	Es conveniente que se revisen los instrumentos de evaluación buscando la objetividad de los mismos	SI
(O) 24 Actual 25.1	Se sugiere la elaboración del programa de supervisión incluyendo un cronograma de visitas, así como los reportes de las mismas.	NO
(R) 29 Actual 28.4	Es necesario elaborar un programa de supervisión continua a los médicos pasantes en servicio social y la incorporación de más personal para optimizar las funciones	NO
(R) 37 Actual 46.1, 46.2 y 46.3	Se debe implementar que el 100% de los egresados presenten el EGEL-MG del CENEVAL como prerrequisito para llevar a cabo un examen práctico o de habilidades y destrezas que otorgue la titulación como Médico General. De acuerdo al resultado de ambos se decidirá el otorgar o no, mención honorífica posterior al examen	SI
(O) 44 Actual 30.5	Es conveniente que exista congruencia entre la capacidad instalada, la plantilla de profesores y el número de alumnos aceptados	SI
(R) 51 Actual 51.1	Deben promover la creación de espacios físicos para los investigadores. Fortalecer la infraestructura necesaria para la investigación	SI
(O) 52 Actual 38.2	Es conveniente la participación de los profesores en los métodos de promoción y estímulos que existen por parte de la Universidad Veracruzana.	SI
(O) 58 Actual 27.1	El número de alumnos que participan en la vinculación con el postgrado es muy pobre, y sus participaciones son muy reducidas, se sugiere establecer estrategias para incrementar el número de participantes entre ellas sería el que los profesores del pregrado, que la mayor parte son especialistas, sean los mismos encargados del postgrado para poder realizar dicha vinculación	SI
(R) 59 Actual 51.2	Es necesario elaborar un programa de investigación educativa y desarrollar actividades en este ámbito que permita la retroalimentación del plan de estudios	SI

(O) 58 Actual 27.1	El número de alumnos que participan en la vinculación con el postgrado es muy pobre, y sus participaciones son muy reducidas, se sugiere establecer estrategias para incrementar el número de participantes entre ellas sería el que los profesores del pregrado, que la mayor parte son especialistas, sean los mismos encargados del postgrado para poder realizar dicha vinculación		SI
(R) 59 Actual 51.2	Es necesario elaborar un programa de investigación educativa y desarrollar actividades en este ámbito que permita la retroalimentación del plan de estudios		SI
(R) 61 Actual 52.2 a 52.4	Debe instituirse por parte del comité de bioética, que todos los trabajos de investigación desarrollados por los profesores y estudiantes sean revisados por este comité y que se incluya a los alumnos como parte de los mismos. Además deben integrar los comité de Bioética e Investigación con la participación de alumnos y contar con su programa de trabajo, actas de las sesiones realizadas, que incluya el cronograma de actividades y reuniones.		SI
(O) 75 Actual 45.1	Es importante revisar los instrumentos para evaluar las sedes de los campos clínicos, el desempeño de los profesores y el aprendizaje logrado por el alumno, verificando que la información obtenida sea completa y confiable para la toma de decisiones		NO
(O) 77 Actual 41.1 al 41.5	Es conveniente sistematizar el proceso de evaluación del alumno, mediante instrumentos que valoren las actividades realizadas en cada una de las prácticas clínicas, a través de listas de cotejo generales, y de ser posible unificar a todas las materias clínicas, ya que los ahora utilizados implican la apreciación subjetiva del docente.		SI

DESCRIPCIÓN DEL PROCESO UTILIZADO POR EL VERIFICADOR PARA REALIZAR LA COMPROBACIÓN

El cumplimiento del presente apartado se realizó a través de la revisión de los documentos correspondientes al marco legal y normativo de la institución, Actas de reuniones y acuerdos, así como con entrevistas con el Director y Subdirector de la Facultad de Medicina, Secretario, profesores y alumnos.

Observaciones:

I. ORIENTACIÓN INSTITUCIONAL Y GOBIERNO

Cumplidos	Observación	Recomendación	Total de indicadores
15	1	0	16

Estándar	Indicador	Observación:
1	1.3	Es importante implementar las medidas correctivas para mejorar la percepción de los estudiantes con respecto al clima organizacional.

Recomendaciones:

Estándar	Indicador	Recomendación:

Fortalezas:
Ninguna
Debilidades:
Ninguna

Dr. Pedro Gutiérrez Aguilar

DESCRIPCIÓN DEL PROCESO UTILIZADO POR EL VERIFICADOR PARA REALIZAR LA VERIFICACIÓN

La verificación del presente apartado se llevó a cabo mediante la revisión de material documental, entrevistas y visita a campos clínicos.

II. PLAN DE ESTUDIOS			
Cumplidos	Observación	Recomendación	Total de indicadores
55	4	3	62

Observaciones:

Recomendaciones:

Estándar	Indicador	Recomendación
26	26.1	La Facultad debe contar con profesores nominados específicamente por la Facultad que se encarguen de la enseñanza, supervisión, realimentación y evaluación en todas las sedes donde cuenten con Internos de pregrado.
28	28.3	La Facultad debe diseñar y poner en operación un programa de asesoría a pasantes durante el servicio social.
28	28.4	La Facultad debe desarrollar y poner en operación un programa integral de supervisión a pasantes durante el servicio social.

Fortalezas:
Ninguna
Debilidades:
La facultad tiene profesores sin nombramiento oficial en algunos hospitales.
No se tiene asesoría a pasantes en servicio social.
La facultad no tiene personal para supervisión de pasantes en servicio social.

DESCRIPCIÓN DEL PROCESO UTILIZADO POR EL VERIFICADOR PARA REALIZAR LA VERIFICACIÓN

El proceso llevado a cabo para recabar la información de la visita de verificación consistió en la revisión de documentos y entrevistas.

III. ALUMNOS			
Cumplidos	Observación	Recomendación	Total de indicadores
15	0	0	15

Estándar	Indicador	Observación

Estándar	Indicador	Recomendación

Fortalezas: Ninguna
Debilidades: Ninguna

DESCRIPCIÓN DEL PROCESO UTILIZADO POR EL VERIFICADOR PARA REALIZAR LA VERIFICACIÓN

La verificación del presente apartado se llevó a cabo a través de la revisión de documentos y entrevistas.

IV PROFESORES			
Cumplidos	Observación	Recomendación	Total de indicadores
11	0	0	11

Recomendaciones:

Estándar	Indicador	Observación:

Observaciones:

Estándar	Indicador	Recomendación:

Fortalezas:
Ninguna
Debilidades:
Ninguna

DESCRIPCIÓN DEL PROCESO UTILIZADO POR EL VERIFICADOR PARA REALIZAR LA VERIFICACIÓN

El presente apartado se verificó mediante la realización de documentos y entrevistas.

V Evaluación			
Cumplidos	Observación	Recomendación	Total de indicadores
27	1	1	29

Observación:

Estándar	Indicador	Observación:
47	47.3	Es importante que la facultad utilice la información derivada del seguimiento de egresados para realimentar el plan de estudios.

Recomendaciones:

Estándar	Indicador	Observación:
45	45.1	La facultad debe aplicar los instrumentos de que dispone para evaluar los campos clínicos conforme a la normatividad.

DESCRIPCIÓN DEL PROCESO UTILIZADO POR EL VERIFICADOR PARA REALIZAR LA VERIFICACIÓN

Para el cumplimiento del apartado de Vinculación Institucional se revisó evidencia documental de Planeación y entrevistas a diversos comités.

VI VINCULACIÓN INSTITUCIONAL			
Cumplidos	Observación	Recomendación	Total de indicadores
12	1	0	13

Observación:

Estándar	Indicador	Observación:
50	50.1	Es conveniente que la facultad celebre convenios con totalidad de sus campos clínicos.

Estándar	Indicador	Recomendación:

Fortalezas:
Ninguna
Debilidades:
Ninguna

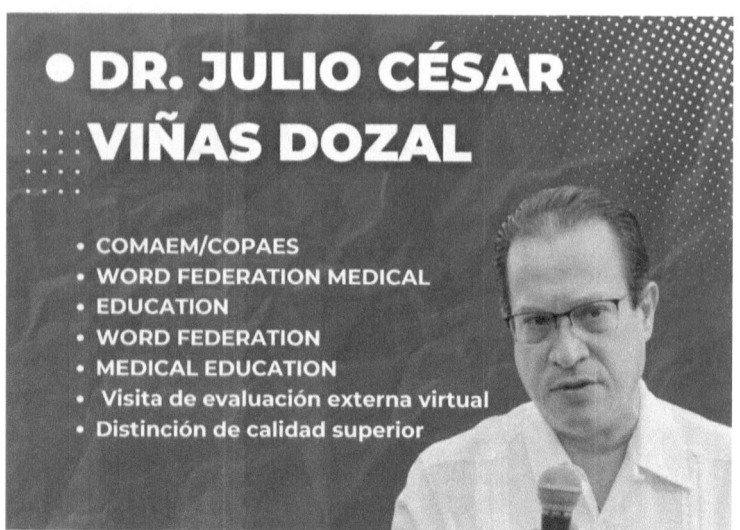

Tercera Acreditación
27 de julio de 2021 al 26 de julio 2026

Rectora: Dra. Sara D. Ladrón de Guevara González
Vicerrector: Dr. Alfonso G. Pérez Morales
Secretaria Académica:
Dra. Ma. Magdalena Hernández Alarcón
Director de Ciencias de la Salud:
Dr. Pedro Gutiérrez Aguilar
Director de la Facultad de Medicina:
Dr. Julio César Viñas Dozal
Secretario de la Facultad: Dr. Francisco Ruiz García

El documento que tenemos que cubrir, es un documento de autoevaluación, donde vienen contemplados estándares e indicadores. Se divide en 7 apartados; 7 grandes apartados. Es un documento de autoevaluación, el más reciente con el que nos acreditamos a partir del 2018, mismo que entró en vigor y con esto recibimos la acreditación 2021. Son 7 apartados importantes todos. El primero, orientación institucional y gobierno, el segundo se refiere al plan de estudios, el tercero abarca todo lo relacionado con los alumnos, el cuarto con la planta académica, es decir se refiere al cuerpo docente.

El quinto habla acerca de la evaluación de la metodología para hacer la evaluación del proceso enseñanza aprendizaje. El sexto se refiere a la vinculación institucional y el último se refiere a la administración de los recursos; administración y recursos. Entonces, en estos 7 grandes apartados se concentran todos los estándares, todos los indicadores. ¿Y si me pregunta cuál es importante? Le diría yo que todos, porque todos se concatenan.

Todos se engranan, se encuentran engranados en esta maquinaria que es la institución de educación superior y que tiene como objetivo, principalmente llevar a cabo o brindar una educación médica de calidad.

Y de excelencia que es hacia dónde queremos dirigir nuestras baterías del proceso. Por supuesto, habría que añadir que la pandemia fue una condición atípica que provocó una acreditación con otras variables. Tuvo un mayor grado de complejidad o un mayor grado de dificultad Primero porque estábamos en medio de una contingencia sanitaria totalmente inédita que nadie, por lo menos de los que estamos aquí vivos actualmente había vivido con estas características. Sin embargo, a pesar de ese confinamiento que, obligado por la pandemia, la Universidad Veracruzana y la Facultad de Medicina, continuó sus actividades administrativas de manera presencial, de manera permanente.

La docencia, las actividades de enseñanza obviamente se voltearon hacia la virtualidad. Tuvimos que dar un giro de 180º para llevar a cabo todas nuestras actividades a través de la tecnología, a través de videoconferencias, a través de actividades sincrónicas y asincrónicas, utilizando una plataforma universitaria que estaba desde hace mucho tiempo ya funcionando, tal vez no utilizada al cien por ciento de manera general, pero que por la pandemia nos obligó a sacarle el mayor provecho.

A eso le agregamos la necesidad de llevar a cabo una serie de actividades adicionales a las comunas, a las de docencia y a las de prácticas en laboratorio, aunque fueran virtuales y a las actividades académicas se tuvieron que agregar una serie de actividades de gestión o actividades administrativas que estaban orientadas hacia cubrir toda la documentación y los probatorios que nos exigía el documento de autoevaluación del organismo acreditador; en este caso el Consejo Mexicano para la Acreditación de las Escuelas de Medicina. Este es un documento muy amplio, son 7 apartados los cuales tiene indicadores, estándares básicos e indicadores indispensables, y además, estándares e indicadores de excelencia. Por cada uno de estos estándares hay que cubrir información. documentada, es decir, mostrar las evidencias.

Esta actividad no era ni de una ni de dos personas, incurría en un equipo de trabajo. De hecho, estuvieron conformados 7 equipos de trabajo. Cada uno entre 5 y 7 académicos conformaban cada equipo de trabajo. Teníamos que llevar a cabo actividades virtuales para ir dirigiendo y orientando hacia la cobertura de estos indicadores y estos estándares, pero también hubo la necesidad de tener algunas reuniones presenciales o servicios presenciales. Todo esto hizo que el grado de dificultad fuera todavía aun mayor. En total estamos hablando de más de 200 indicadores.

Los indicadores que estábamos obligados a cubrir eran los básicos y los indispensables, los de excelencia era una opción. No eran en este momento obligatorios. Sin embargo, nos propusimos como un reto importante también cubrir los indicadores de excelencia. Esto generó, y al final con toda la información que se presentó, no es otra cosa más que el trabajo documentado de cada uno de los académicos. Esa era la evidencia.

El trabajo documentado de cada uno de los académicos; de cada uno de los programas, los avances que tuvieron los alumnos en su desarrollo y su trayectoria escolar, las actividades académicas que realizan dentro y fuera del aula, las actividades de capacitación, las tutorías, las gestiones que se hacen a nivel de la acreditación, los protocolos de investigación, las asesorías, la participación como jurados en exámenes de titulación, en exámenes de experiencia recepcional. Todas estas actividades muchas veces no se documentan, y al no documentarlas pues no tenemos la evidencia. Esa es una tarea que nos hemos dado desde hace mucho tiempo. Desde la época del Dr. Pedro Gutiérrez Aguilar y del Dr. Alfonso Pérez Morales. Integrar toda la información bien documentada, que nos sirva como evidencia probatoria en estos procesos de acreditación. Repito, esta acreditación se logra por el trabajo de todos, por el trabajo en equipo. Por cumplir todos estos estándares, básicos, indispensables y de excelencia.

¿Y el resultado? Derivado de todo este trabajo. Además de que se lo gró la acreditación por el organismo acreditador, que tiene características de certificación nacional. En esta ocasión también tiene las características de la acreditación internacional,

es decir, tenemos acreditación nacional e internacional. El organismo es nacional, pero está certificado por un organismo Internacional que es la World Federation For Medical Education. Este organismo certifica que la COMAEM cumpla con los requisitos, por lo tanto, sus acreditaciones tienen, además del carácter nacional, el carácter de ser internacionales, Además, con los resultados que se presentaron logramos que nos dieran una acreditación privilegiada; se denomina distinción de Calidad Superior. COMAEM pertenece a la COPAES (Consejo para la acreditación de la educación Superior A.C.)

Los resultados que se entregaron gracias al trabajo de todo el equipo nos permitió alcanzar un galardón más, que es el reconocimiento de distinción de calidad superior por haber cumplido los requisitos de excelencia. La respuesta a la pregunta, ¿cuál es más importante? Son todos, unos más complejos, otros menos complejos, pero todos son importantes porque todos van eslabonados, para poder brindar una educación de calidad.

Para todo ese conjunto de resultados necesitamos instalaciones adecuadas. Necesitamos equipo, mobiliario, necesitamos el apoyo administrativo, necesitamos que los profesores estén capacitados, que estén acreditados, certificados, y que los alumnos también tengan sus elementos bien regularizados y su escolaridad, su trayectoria. Toda una serie de elementos que van eslabonados. La respuesta sería esa, todos son muy importantes y el grado de complejidad puede variar de uno a otro.

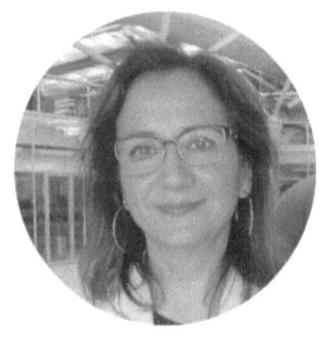
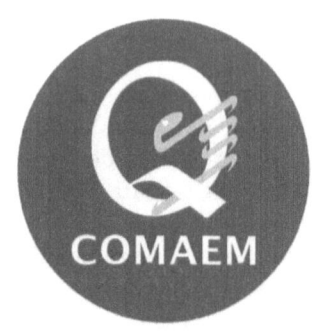

Relatoría:
Dra. Cristina García Franco

Mi experiencia en la acreditación COMAEM, Cristina García Franco; siendo secretario de la facultad el Dr. Francisco Ruiz García.

La visita para la Reafirmación de la Acreditación COMAEM, que tuvo verificativo en mayo de 2021, fue una experiencia novedosa por las condiciones de pandemia por COVID-19.

Mi participación fue desde la Coordinación de Enseñanza, desde donde tuve el honor de participar para lograr este importante objetivo para la Institución, para la Facultad, pero principalmente para los integrantes de nuestra comunidad, especialmente para los alumnos. Los aspectos legales: convenios, actas administrativas convenios con instituciones de salud, empresas, acuerdos, minutas y la transparencia de los documentos fueron supervisados por la Lic. Rosa María Cuellar Gutiérrez.

Dr. Pedro Gutiérrez Aguilar

Capítulo VI
Primera Acreditación Poza Rica.
Dr. Fidencio Gaspar Fernández Pérez

Relatoría de la acreditación por COMAEM
Facultad de Medicina Campus Poza Rica

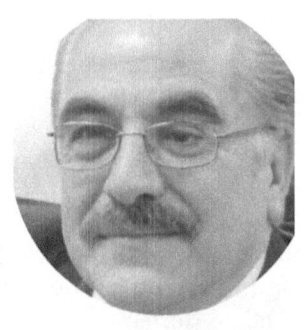

La facultad de medicina de la universidad veracruzana campus Poza Rica, se encuentra entre las más prestigiosas del estado de Veracruz, por ello cuando tomé posesión como director de esta, me hice el firme propósito de certificarla y acreditarla. El reto era mayor, puesto que, la primera (certificación) se había perdido hacía varios años y la segunda (acreditación) nunca se había obtenido.

La tarea fue titánica, ya que requería de la conformación de un equipo de trabajo que estuviera convencido de la importancia que esto tenía y de la responsabilidad que nos conllevaría, afortunadamente encontré una gran persona, la Dra. Ma. del Carmen Macías, que respondió con mucho compromiso y entrega y gracias a esto iniciamos la gran tarea teniendo el firme propósito de acreditar nuestra facultad, no solo por todos los grandes beneficios que obtendrían nuestros alumnos en general. Sino como un objetivo personal.

Nos dimos a la tarea de analizar todas las preguntas y evidencia que pedía el cuestionario para la acreditación por parte de la COMAEM, y nos sorprendimos porque se nos hizo increíble todo lo que teníamos que presentar como evidencias, muchas de las cuales siempre se hacían, pero no teníamos una metodología para comprobarlo. El siguiente paso fue la conformación de los equipos de trabajo dándole a cada uno la distribución de sus objetivos y dimos inicio lo que llamaría yo **"la gran aventura"** nos juntamos todos para analizar el documento de COMAEM, escuchar opiniones, ideas, sugerencias, en fin, no fue tan sencillo.

Primero: integrar la comisión coordinadora para la auto evaluación, quedando integrado de la siguiente manera:

Dr. Fidencio Gaspar Fernández Pérez director de la facultad (responsable), Dra. Ma. Del Carmen Macías Ballesteros (coordinadora general), Dr. Jorge Durán Cruz (secretario académico).

Segundo: integrar los equipos de trabajo, mismos que quedaron de la siguiente manera:

equipo i.- orientación institucional y gobierno: Dr. Fidencio Gaspar Fernández Pérez (coordinador). Equipo ii.- plan de estudios: Dra. María del Carmen Macías Ballesteros (coordinador). Equipo iii.- alumnos: Dr. Arturo Noé Escobar Hernández y Dr. Ricardo Ruíz Ríos (coordinadores). Equipo iv.- profesores: Dr. Jaime Hernández De León (coordinador). Equipo v.- evaluación: Dr. Jorge Durán Cruz y Dr. José Juan Heriberto Igor Chávez Zamudio (coordinadores). Equipo vi. - vinculación institucional: Dra. María Del Carmen Macías Ballesteros (coordinador). Equipo vii.- administración y recursos: Cp. Ana Elena Hernández Ponce (coordinador).

Por supuesto que, a todo este gran equipo de trabajo, se anexaron pasantes, alumnos, soporte técnico, administrativos, siendo un grupo multidisciplinario que hubo que estar trabajando mucho, y muy duro, a veces se cansaban, y había que apoyarse unos con otros, ya que fue un largo año de trabajos. Muchas veces pensamos que no lo íbamos a lograr, por la gran cantidad de evidencias que había que tener, mismas que parecían interminables, pero cuando alguien desfallecía, había quién lo animara, sobre todo porque siempre fuimos de la idea que teníamos que obtener dicho logro. Fue un trabajo arduo, desde ir a los campos clínicos, a las comunidades, hospitales, centros de salud, y sobre todo hacer que cooperaran los académicos con metodologías que les es difícil realizar.

Finalmente esperamos la visita de los evaluadores, misma que se realizó el 03,04 y 05 de septiembre del 2019, para presentarles nuestro trabajo, después de la revisión, el objetivo se logró, nuestro propósito tuvo resultados positivos, gracias al arduo trabajo, resultamos acreditados por COMAEM.

Gracias también a los alumnos que fueron la parte más importante durante la visita de los evaluadores, porque estuvieron durante el transcurso de la visita, muy comprometidos porque sabían que lograr este objetivo de acreditación representaba para ellos, un factor muy importante, porque uno de los requisitos cuando aprueban el examen del ENARHS y quieran ingresar a la especialidad, es que deben de haber egresado de una facultad "acreditada" por COMAEM.

Realmente fue un gran trabajo, con un grande y excelente equipo que logró el éxito para nuestra facultad. Y el 21 de febrero del 2020 nos hicieron la entrega oficial de la "placa de acreditación" en el salón Tlaqná, en la ciudad de Xalapa, Veracruz.

Poza Rica de Hidalgo, Veracruz 24 de febrero de 2023

Dr. Fidencio Gaspar Fernández Pérez

Capítulo VII
Primera Acreditación
Ciudad Mendoza
Dr. Alejandro Pimentel

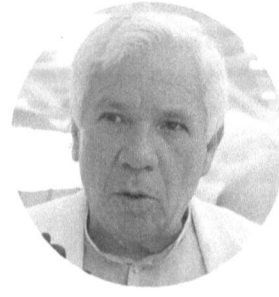

El proceso de acreditación por COMAEM tiene una trascendencia histórica para la Facultad de Medicina de Cd Mendoza de la Universidad Veracruzana; se tenía el antecedente de no haber acreditado y tener recomendaciones que generaban un efecto negativo para la comunidad universitaria, los primeros trabajos se llevaron a partir de 3 años previos a fin de solventar cada una de las recomendaciones existentes, y tener las evidencias con la solvencia necesaria, el trabajo de academias y el fortalecimiento docente, así como la vinculación con las instituciones del sector salud fueron pilares fundamentales.

A partir del proceso de autoevaluación se detono con un trabajo conjunto con las facultades de Poza Rica, Xalapa, Minatitlán y Veracruz con quienes en reuniones de trabajo se generaron estrategias para plasmar en el instrumento claramente con las evidencias necesarias el quehacer diario de nuestra entidad a través de un programa con enfoque en competencias dentro del Modelo Universitario MEIF, esto permitió empoderar a cada uno de los actores llámese docentes, alumnos y/o personal institucional en cada uno de los criterios.

Hay que resaltar la presencia fundamental y acompañamiento de la Dirección del Área académica de ciencias de la salud, con todo su personal y especialmente con la participación activa y visitas del Dr. Pedro Gutiérrez que nos motivó y asesoró en todo el proceso.

Una vez recibida la fecha de la visita nos dimos a la tarea de "Preparar la Casa" y nuevamente la estrategia **"VAMONOS DE PINTA ...... PERO A TU FACULTAD"** favoreció no solo

Dr. Pedro Gutiérrez Aguilar

el remozar y preparar la casa, si no también crear un ambiente proactivo en donde cada uno se preparó para mostrar de la mejor manera posible el quehacer diario convencidos de la calidad de nuestro programa, para ello se llevaron a efecto reuniones con el sector salud en donde desarrollamos campos clínicos. En esta fase el apoyo de la Vicerrectoría Regional con la Presencia del Maestro Eduardo Martínez canales motivo a alumnos y docentes haciéndonos sentir que somos parte de una gran institución y que no enfrentábamos la acreditación solos, especialmente con el apoyo de las coordinaciones regionales que nos permiten tener la evidencia de la Integralidad del modelo Institucional.

El día previo se tuvo una reunión de trabajo y posteriormente una reunión ejecutiva a fin de poder estar preparados para cumplir cabalmente con los requisitos de la visita.

Día 1:

El primer día arribaron a la facultad de medicina de Ciudad Mendoza las acreditadoras de COMAEM en donde fueron recibidas por El Dr. Pedro Gutiérrez Aguilar Director del Área Académica de Ciencias de la Salud, El Vicerrector Mtro. José Eduardo Martínez Canales, las autoridades de la facultad y la comunidad Universitaria de la misma, se les dio la bienvenida en el Aula Acisclo Pérez S. y posteriormente realizaron un recorrido en compañía con el director de la facultad y algunos académicos por todas las instalaciones comenzando por el departamento de simulación, presenciando con el Anatomage donde el médico pasante Ricardo Franco dio una demostración de clase de anatomía interactiva, posteriormente se desplazaron a laboratorio de disecciones donde la Dra. Concepción Guillermina mostró el cadáver sintético, los cadáveres biológicos y los fetos plastificados.

Luego acudieron al simulador gineco obstétrico "Lucina" donde se realizó una simulación de partos por parte de las médicas pasantes Tania Castillo y Selene Casas, seguido a esto las acreditadoras se dirigieron al simulador clínico "HALL" donde los médicos pasantes Humberto Rivera y Larisa Dector realizaron una demostración de lo que los estudiantes realizan en esa área de la facultad y el médico encargado de todos los simulado res el Dr. Víctor Ramón Morgado mencionó algunas de las funciones de los médicos pasantes.

Seguido a esto las acreditadoras se ubicaron en el aula Acisclo Pérez donde se les dio un recibimiento formal con estudiantes y algunos académicos de la facultad de medicina. Posteriormente las acreditadoras se ubicaron en la Sala magna para la realización de sus actividades de realización de evaluación y solicitaron los programas de cada experiencia educativa. A las 16:00 se retirar al hotel sede para llevar a cabo la evaluación del 1er día.

Día 2:

El segundo día las acreditadoras acudieron a valoración de los recintos de internado y servicio social en el Hospital General Regional número 1 de Orizaba, Hospital General de zona número 8 de Córdoba Veracruz y a las respectivas unidades rurales donde los médicos pasantes egresados de la facultad realizan su servicio social. Posterior acudieron a el DIF municipal de Fortín "Santa Elena" donde el medico pasante Misael Hernández Pelayo realizo su pasantía. De igual forma evaluaron la consulta en el consultorio médico asistencial ubicado en la facultad de medicina donde se encuentran realizando su servicio social las médicos pasantes Jaqueline Argüello Villa y Tania González Martínez y compartieron la mecánica que se lleva a cabo en dichas instalaciones, tales como consulta gratuita a pacientes sin seguridad social y realización de prácticas de la experiencia educativa de propedéutica y semiología clínica para estudiantes de esta misma institución.

Día 3:

Citaron a las autoridades de la facultad para solicitar evidencias de procesos importantes. Alrededor de las 15:00 se dió lectura al dictamen procedente y las recomendaciones.

Tercera Acreditación
Facultad de Medicina
De Minatitlan, Ver.

CIEES:
PRIMERA: 19 de julio de 2006 (cinco años)
SEGUNDA: abril 2020 a mayo 2023 (tres años)
SEGUNDA: Fue en el año 2020 y recibió el documento
el **Dr. Carlos Lamothe Zavaleta**
y el **Dr. José Luis Sánchez.**

COMAEM:
PRIMERA: 23 de agosto 2006 (por cinco años)
SEGUNDA: 14 de agosto de 2013 (por cinco años)
TERCERA: 24 de septiembre de 2019 (por cinco años)

Hablar de acreditación, es describir todo un proceso establecido por organismos reconocidos por COPAES y la SEP
(Dr. José Luis Sánchez)

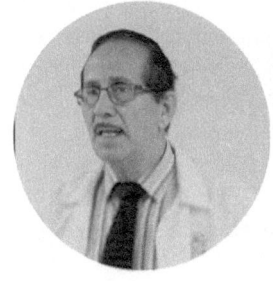

Por lo que, se trata de alcanzar y cumplir con lineamientos estandarizados para que sea el referente de la **CALIDAD EN LA EDUCACIÓN** de las IES. Ahora bien, debo reconocer que la Universidad Veracruzana siempre a transitado por una diversidad de procesos tendientes a la calidad Educativa, sin embargo, el hecho de cumplir con requisitos comunes en la Educación Superior, sirve de reconocimiento Social y abriga la confianza al nivel Institucional por sobre todo en sus estudiantes.

Este proceso de ACREDITACIÓN por los organismos del COMAEM y del CIEES, siempre tienden a la mejora en la evaluación, por lo que resulta un PROCESO cambiante y no permanece inmutable a las demandas de la mejora mundial. Es así, que en la acreditación de la Facultad por parte del COMAEM en la fecha del 14 de agosto de 2013, se firmó hasta un CONVENIO de servicios UV/COMAEM, por lo que no puedo apegarme a que en todo momento son iguales, rutinarios y sin esfuerzo. En cada una de ellas, se tuvo que hacer los esfuerzos que marcan las guías de sus procesos.

En los siguientes enunciados, me concreto a exponer todos los cambios y diversas acciones que se realizaron desde que la Facultad se vio inmersa en alcanzar la acreditación.

LOS ORÍGENES

Durante el año de 1973, debido a la concentración de alumnos en las ciudades de Xalapa y Veracruz, que resultaban ya insuficientes para satisfacer la gran demanda de alumnos inscritos, así como para igualmente darle cabida a las solicitudes de ingreso, la Universidad Veracruzana propone un plan de descentralización planteándose la posibilidad de crear lo que sería inicialmente la Unidad Multidisciplinaria de Ciencias de la Salud y Trabajo Social en la ciudad de Minatitlán.

La creación de nuevos Campus Universitarios para otorgar oportunidades educativas de nivel superior, disminuyó los inconvenientes de la lejanía de los centros educativos y aumentó la capacidad de atención a la demanda creciente de los polos de desarrollo estatal, lo que permitió la constitución de la Regiones, siendo la que nos ocupa, la Región Universitaria Coatzacoalcos Minatitlán, iniciándose con las facultades en las áreas de Ingeniería, Humanidades, Comercio y Ciencias de la Salud.

No debe dejar de mencionarse que, en esa época, existía una notable corriente de determinados sectores de la ciudad de Coatzacoalcos que presionaban fuertemente para que la Facultad de Medicina fuera creada en esa ciudad, pero por circunstancias ocurridas en el momento de la visita de las autoridades universitarias a la ciudad de Minatitlán y por otros factores como:

Dr. Pedro Gutiérrez Aguilar

a) El mayor campo clínico
b) El más alto número de especialistas en la región sur del estado, al tener establecidos los hospitales de Concentración de Petróleos Mexicanos y el Hospital de Zona del IMSS, permitieron a la Ciudad de Minatitlán ser la sede de la Unidad de Ciencias de la Salud con las Facultades de Medicina, Enfermería, Odontología y Trabajo Social:
Con tal motivo, en el mes de Agosto del año 1975, convocados e invitados entre otros por el Dr. Mario Velázquez Lu-na, entonces Director Médico del Hospital de Zona #32 del IMSS en Minatitlán, Ver., el cual contaba con el respaldo de las autoridades civiles de ese tiempo, representadas y en lo más importante, con el Lic. Roberto Bravo Garzón, Rector de la Universidad Veracruzana, y con el apoyo del Dr. Antonio Pérez Díaz, jefe del área de Ciencias de la Salud, y del Dr. Horacio Díaz Cházaro, jefe de los Servicios Coordinados de Salud Pública del Estado de Veracruz.

En esta reunión después de la ceremonia de recepción al hacer uso de la voz, el señor Rector manifestó que la expansión de la Universidad Veracruzana, incluye a la ciudad de Minatitlán, Ver. por cubrir los requerimientos mínimos de personal calificado para ser miembro de la Universidad, así como del análisis de la situación socioeconómico y demográfica de esta ciudad y por eso fue escogida para instalar en ella la Unidad de Ciencias de la Salud, que al inicio seria fundada la escuela de Enfermería y la facultad de Medicina. Es así, que el tres de mayo de 1976 se iniciaron las actividades académicas de la Facultad de Medicina en el Edificio de la Escuela de Bachilleres Oficial Minatitlán. Institución que facilitó sus aulas y laboratorios para que provisionalmente se instalara la naciente Facultad, iniciándose únicamente con la voluntad del personal académico, ya que no se contaba ni con un edificio propio.

Previamente en enero del mismo año se integró el patronato Pro Unidad de Ciencias de la Salud cuyo presidente fue el Dr. Mario Velázquez Luna, iniciando de inmediato la construcción del inmueble. Para diciembre de 1976 se terminaron de construir diez aulas, sala de disección y dos laboratorios que serían la sede definitiva de la Facultad de Medicina del Campus Minatitlán.

LA INTEGRACION

De 1976 a 1984 siendo Director de la Unidad el Dr. Mario Velásquez Luna y Director de la Facultad de Medicina el Dr. Francisco Ortiz Guerrero se convierte el Hospital General de Minatitlán en Hospital Escuela, así mismo se establecen convenios con Hospitales del IMSS de Coatzacoalcos y Minatitlán y el Hospital Regional de Concentración de Pemex en Minatitlán para que fueran ocupados sus campos clínicos en la Enseñanza de los alumnos de la facultad.

En 1980, en la corriente globalizadora de los sistemas económico educativos del mundo, se establece como necesaria la certificación de calidad de los programas académicos de todas las disciplina y la de Medicina no podía permanecer ajena a estas exigencias siendo inicialmente necesario pertenecer a un organismo acreditador por lo que la facultad solicita su afiliación a la AMFEM (Asociación Mexicana de Facultades y Escuelas de Medicina), de la cual posteriormente se creó su organismo acreditador denominado COMAEM (Comisión Mexicana para acreditación de la Enseñanza de Medicina).

En 1984 se contaba con un número mayor de aulas, se amplió el laboratorio y se construyó un Auditorio. Por aspectos administrativos y políticos de la secretaría de Salud y la Universidad Veracruzana para 1985 no se logró consolidar el proyecto de convertir en Hospital Escuela al Hospital Civil de Minatitlán, pero por otra parte los Hospitales del IMSS y el Hospital Regional de PEMEX brindaron como hasta la fecha todas las oportunidades para el desarrollo clínico de nuestros estudiantes, puntos importantes considerados por el COMAEM.

De tal manera, los directores que ha tenido la Facultad de Medicina que se enlistan a continuación, analizando lo realizado por cada uno en la mejora del programa educativo de Médico Cirujano.

Dr. Rafael Galina Gallegos (1984-1986), Fortaleció la cátedra en general, fomentó la asistencia a las reuniones al AMFEM y fue baluarte en la reunión de Huatusco para consolidar en un programa único la carrera de Medicina.

Dr. Fernando Pérez Arcos (1985-1986) como Director

General de la Unidad y 1988-1990 como Director de la Facultad de Medicina. Fortaleció las funciones del Consejo Técnico, estableció dentro del marco de respeto las relaciones con las sociedades de alumnos.

Dr. Luis E. De la Cruz Laso (1986-1988), durante su ejercicio, se fortalecieron las relaciones con el personal de base y administrativo manteniendo una sana relación con las sociedades de alumnos.

Dr. José Luis Díaz Solís (1993-1996) fortaleció las relaciones con AMFEM y fomentó la participación activa de la Facultad acudiendo a las reuniones de la misma en distintas ciudades de la República, inició la remodelación del Laboratorio general, creó la Jefatura de Enseñanza. se estableció convenio de asistencia bilateral con la Procuraduría de Justicia del Estado, proporcionando la instalación para la práctica de la autopsia forense a cambio de la proveeduría del material biológico (cadáveres no reclamados) para uso en la docencia. Se establece el Módulo de Consulta Externa como baluarte en la vigilancia de la salud del estudiante universitario, implantándose el Examen Médico Integral (EMI) para los alumnos de primer ingreso; al afinarse éste, las siglas cambiaron a ESI por tratarse de un examen de salud integral que abarca aspectos médicos, odontológicos, psicológicos, bioquímicos y físicos siempre en busca de la detección para la prevención de enfermedades crónico degenerativas en el estudiante universitario.

Estando de Director el Dr. Rodolfo Barrientos Santiago (1996-1999) Durante su ejercicio se logró la remodelación del anfiteatro dotándolo de cámara frigorífica, constituyendo una instalación de primer nivel cómoda, higiénica y refrigerada.

Durante esta gestión se realiza la Maestría en Investigación Clínica, se estableció convenio con la Academia Nacional de Medicina de México y con la UNAM. para realizar el Programa Nacional de Actualización del Médico General, se consolida el estudio de Salud integral para alumnos de Nuevo ingreso y se establece en el Módulo de Consulta externa el centro de Atención

Integral de la Epilepsia y se establecen Programas de Apoyo a la titulación de egresados.

En los periodos de Director del Dr. Francisco Ortiz Guerrero

(2000- 2004) y (2004- 2006). Se consolidaron las relaciones con AMFEM y COMAEM para la certificación del programa de la carrera, no lográndose en la primera ocasión por encontrar los auditores carencias en la infraestructura y los recursos materiales, no así en los programas académicos y de prácticas clínicas de primero y segundo nivel que desde entonces han constituido las áreas de fortaleza de la Facultad.

Es hasta el 23 de agosto 2006 que se logra la certificación de calidad por parte de los organismos verificadores, en el periodo de Rector del Dr. Raúl Arias Lovillo, constituyendo desde entonces una fortaleza para el desarrollo de la Facultad y tornándola en referente a nivel estatal por haber sido la primera de las cinco existentes en el sistema universitario de Veracruz en obtener una certificación con un amplio margen puntual y con una duración para cinco años, lográndose también el nivel 1 en CIEES. (Comisión Inter Institucional para Evaluación de Educación Superior)

El Dr. Ortiz Guerrero logró a pasos agigantados la autorización para la creación de las plazas de: Secretario Académico de la Facultad de Medicina, recayendo esta responsabilidad en el Dr. Adán Falcón Coria; así mismo, logró la creación de la jefatura de Enseñanza siendo la primera titular en forma interina la Dra. Irma Jácome Jácome. Destaca el hecho de que ambos fueron alumnos egresados de la misma Institución y que en forma personal fueron procurando una preparación académica sólida para tener los recursos que les permitiera enfrentar las dificultades que día con día se presentaban. Ambos personajes lograron obtener la maestría en investigación clínica que les permitió transitar en forma ascendente en el proceso Administrativo y de Enseñanza Aprendizaje.

Otro logro del Dr. Ortiz Guerrero, motivado por la ineficiencia de la USBI general del Campus, para las necesidades de la Facultad de Medicina, fue la creación del Departamento de Informática con personal responsable y acreditado como son:
Una plaza de Licenciado en Sistemas Computacionales Administrativos y un Ingeniero en Sistemas Computacionales vespertino,

con lo que se cubría otra de las recomendaciones del COMAEM.

Además de lo anterior, bajo los auspicios de la Dra. Irma Jácome Jácome y con el invaluable concurso de la agrupación estudiantil no política SOCIEMUVEN, organismo apoyado por la Rectoría y la Dirección de la Facultad de Medicina, se logra el primer intercambio estudiantil de tipo internacional, viajando a Sicilia Italia, dos estudiantes de Minatitlán, constituyendo el inicio de un intenso intercambio con estudiantes de Alemania, España, Bosnia Herzegovina, Dinamarca e Italia, que asistieron a la Facultad de Medicina de Minatitlán con el intercambio de estudiantes de Minatitlán hacia esos países, siendo en su momento, los mas destacados en este tipo de movimiento.

El Dr. Adán Falcón Coria (2007-2009), toma posesión como director, y es quien orienta el Plan de Trabajo institucional en la continuidad con el crecimiento del Programa Académico de Médico Cirujano, apoyado por un equipo de trabajo que ha logrado su acreditación y el nivel 1 de los CIEES, como consecuencia de un proyecto basado en la planeación estratégica y que tiene sus bases en el Plan de Desarrollo Institucional. El Plan de Trabajo de la Facultad con proyección al 2011 en la presente Gestión, y basado en la legislación universitaria, se dio prioridad la Consolidación del MEIF, el aseguramiento de la calidad y en general una reforma universitaria que fortalezca la distribución social del conocimiento y la Departamentalización de las distintas áreas académicas que constituyen el programa académico de Medicina.

El Dr. José Luis Sánchez Román (2009- 2020), cubre 11 años ininterrumpidos de labores en la Dirección de la Facultad, inicialmente con un interinato de 3 años, y dos períodos de 4 años como titular. Con él, se reafirma el Desarrollo Académico, la Modernización administrativa, la utilización racional de los Recursos físicos e inversión y el cumplimiento de la Normatividad, en los que se incluyen los programas, proyectos y tareas específicas que dan atención a observaciones y recomendaciones de los organismos acreditadores, realizando acciones sustentadas en la participación comunitaria de la entidad, desde sus órganos colegiados, directivos, titulares de cada departamento, jefaturas, coordinaciones, personal académico, administrativo y de apoyo con participación de los estudiantes, integrándose el material requerido por el COMAEM en las dos últimas acreditaciones de la Facultad.

Desde el inicio de su gestión, se fortaleció el programa de Departamentalización, principalmente el de Morfología, creándose el primer banco de huesos denominado Osteoteca así como de un banco de placas radiográficas que vinieron a enriquecer la Radioteca, ambos, apéndices del departamento de Morfología, funcionales y necesarios en continuo desarrollo.

Como referente, durante su gestión en el año 2010, la Universidad Veracruzana, entre otras reformas promovió la estandarización del expediente clínico del ESI en forma electrónica siendo el Dr. José Luis Sánchez Román quien desde la dirección apoyó ampliamente esta reforma, que como había ocurrido en años anteriores, mantuvo en un primer plano la productividad del Módulo de Consulta Externa del Campus, departamento encargado de llevar a cabo el Examen de Salud Integral a los alumnos de primer ingreso a todas las Facultades y Escuelas de la Región Coatzacoalcos -Minatitlán - Acayucan.

EL DESARROLLO
CERTIFICACION OBTENIDA

Entre 2002 y 2005, año en que se obtuvo la certificación, ocurrió la elección por interinato del Dr. Raúl Arias Lovillo como Rector de la Universidad Veracruzana, sustituyendo al Dr. Víctor Arredondo Álvarez que pasó a ocupar el puesto de Secretario de Educación en el sexenio del Lic. Fidel Herrera Beltrán. En septiembre de 2004, el Dr. Arias emprendió una gira por todas las sedes de la máxima casa de estudios prometiendo diversas mejo

ras a los inmuebles. En el caso de la Facultad de Medicina, prometió que se pintaría y remodelaría en marzo de 2005, situación incómoda para el equipo de trabajo de Certificación, ya que en marzo de ese año se solicitaría la visita de Certificación y la pintura y remodelación de los laboratorios era urgente terminarla enese mismo año.

Dr. Pedro Gutiérrez Aguilar

Esto se logró gracias a la presión ejercida por determinados elementos (maestros y alumnos) durante la visita al campus local. En lo que restó del año y parte del 2005, se logró tener un flamante laboratorio, escuela recién pintada e impermeabilizada y en otro frente, se libró una buena contienda para resolver la carencia de un centro de cómputo exclusivo para Medicina, recomendación que afectó la certificación en la primera ocasión.

Por fin, en agosto de 2005, se logró la tan ansiada certificación y con ello se observó un fenómeno que era de esperarse. Como puede apreciarse, la Facultad de Medicina ha estado inmersa en un programa de mejoramiento continuo que redunda en la calidad de los profesionistas egresados. Todo esto ha sido el resultado de una acción conjunta de un equipo de trabajo entusiasta, con la sensibilización y la fuerte participación de las autoridades Universitarias, que, direccionados por los organismos evaluadores, han fortalecido a la entidad, cumpliendo con los estándares de los organismos evaluadores.

Es de mencionarse que, para la última acreditación, hubo dos figuras muy importantes que coadyuvaron en el proceso, sin menoscabo a las altas autoridades de la Rectoría y Secretarías de la Universidad. Localmente la Vicerrectoría en ese entonces el titular era el Dr. Carlos Lamothe Zavaleta y al nivel central la Dirección del área de Ciencias de la Salud, a cargo en ese entonces del Dr. Pedro Gutiérrez, Médico Cirujano conocedor del proceso, quien fortaleció notablemente los trabajos que se estaban haciendo en el interior de las Facultades de Medicina, y vino a redundar con los trabajos académicos en forma sinérgica al unificar criterios entre las cinco Facultades de Medicina de la Universidad Veracruzana, hecho palpable por el logro único en su historia de la acreditación de ellas, que las cinco Facultades de Medicina fueron acreditadas por el COMAEM.

Calidad y Excelencia

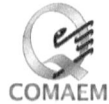

CONSEJO MEXICANO PARA LA ACREDITACIÓN DE LA EDUCACIÓN MÉDICA, A. C.

Equipo Asignado para Evaluación Externa Con Fines de Acreditación

COMITÉ DIRECTIVO 2018 - 2020

Presidente
Dr. José de Jesús Villalpando Casas

Vicepresidente
Dra. Irene Durante Montiel

Secretario Ejecutivo y de Finanzas
Dr. Julio Cacho Salazar

Secretario Técnico y Operativo
Dr. G. Juan Hernández Hernández

Vocales
Dr. Enrique Ruelas Barajas
Dr. Víctor Manuel García Acosta
Dr. Edvardo García Luna Martínez
Dr. Fernando Cano Valle

VOCALES TITULARES

SECRETARÍA DE SALUD
Dr. Sebastián García Saisó

SECRETARÍA DE EDUCACIÓN
Dr. Emiliano González Blanco Bernal

INSTITUTOS NACIONALES DE SALUD
Dr. Federico Uscanga Domínguez

IMSS
Dr. Jesús Arturo Zavala Arenas

ISSSTE
Dra. Dylan Lucia Díaz Chiguer

AMFEM
Dr. Roberto Fernando Solís Hernández
Dr. Jorge Eugenio Valdez García

ACADEMIA NACIONAL DE MEDICINA
Dr. Adrián Alejandro Martínez González

ACADEMIA MEXICANA DE CIRUGÍA
Dr. Jorge Manuel Sánchez González

COLEGIO MÉDICO DE MÉXICO, A. C
Dra. Miriam Anel López Besiler

ESCUELAS Y FACULTADES DE MEDICINA
Públicas
Dr. Eduardo Acosta Arreguín
Dr. Rodrigo E. Elizondo Omaña
Dr. Ricardo Juan García Cavazos
Dr. Arturo García Rillo

Privadas
Dr. Gregorio Tomás Obrador Vera
Dr. Tomás Barrientos Fortes
Dra. M. Guadalupe Castro Martínez
Dr. Julio Cesar Gómez Fernández

ESTUDIANTES
Jesús Heriberto Román Coyote AMMEF

VOCALES HONORARIOS
Dr. Guillermo Soberón Acevedo
Dr. Octavio Castillo y López
Dra. Beatriz J. Velázquez Castillo
Dr. Humberto Augusto Veras Godoy
Dra. Elvia Patricia Herrera Gutiérrez
Dra. Zala Melus Triana Contreras

Programa: Licenciatura de Médico Cirujano
Facultad de Medicina de Minatitlán
Universidad Veracruzana
Fecha: Del 28 al 30 de agosto de 2019

Director: Dr. José Luis Sánchez Román
Coord. De la visita: Dr. Angel Puig Nolasco
Celular: 045 922 122 28 18
Mail: apuig@uv.mx

Coordinador
Dra. Pierangeli Kay-to-py Montiel Boehringer
Escuela de Medicina
Centro de Estudios Universitarios Xochicalco, Campus Ensenada
T. Oficina: 01 646 174 39 81   Celular: 045 646 151 71 78
                                Particular: 01 646 174 59 03
Mail: montielkay@gmail.com

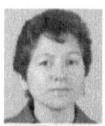

Secretario
Dr. Alejandro Sotero Díaz Ortiz
Escuela Superior de Medicina
Instituto Politécnico Nacional
T. Oficina: 57 29 60 00 Ext.   Celular: 044 55 37 07 63 15
62731   Particular: 62 35 36 09
Mail: dralexdiaz@yahoo.com.mx

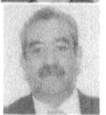

Verificadores
Dr. José Eliseo de la Rosa Ríos
Facultad de Medicina
Universidad Autónoma de Chihuahua
T. Oficina: 01 614 417 11 09   Celular: 045 614 427 61 93
421 03 13   Particular: 01 614 421 07 18
jedelarosa@gmail.com

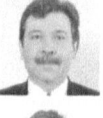

Dra. Karla Isabel Berrones Sánchez
Escuela de Medicina "Dr. José Sierra Flores"
Universidad del Noreste, A.C.
T. Oficina: 01 833 230 38 36   Celular: 045 833 155 82 40
                               Particular:
Mail: kberrones@une.edu.mx

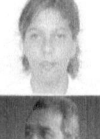

Dr. Alberto Rolando Chavez Ramos
Facultad De Ciencias Médicas Y Biológicas
Universidad Michoacana De San Nicolás De Hidalgo
T. Oficina: 045 443 312 05 10   Celular: 045 443 164 63 67
Ext. 249   Particular: 01 443 314 36 19
Mail: rolachavez@yahoo.com.mx

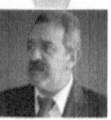

Reconocido por 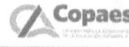 Desde 2002 y en 2019 por la | WORLD FEDERATION FOR MEDICAL EDUCATION

Insurgentes Sur 600 - 402 · Col. del Valle, CP 03100, Delegación Benito Juárez, Ciudad de México ·
Tel. (+52 55) 5536.4963 www.comaem.org.mx · comaem.acredita@gmail.com

Capítulo IX
Acreditación Xalapa
Dr. Alberto Navarrete Munguía

Proceso de Acreditación 2019 de la Facultad de Medicina región Xalapa de la Universidad Veracruzana

Elaboración: Mtro. Carlos Hiram Hakim Martínez
Revisión: Mtra. Georgina González Juárez
Validación: Dr. Alberto Navarrete Munguía
Xalapa, Ver., a 12 de abril de 2023.

La Facultad de Medicina Xalapa recibió la visita de los evaluadores asignados por el Consejo Mexicano para la Acreditación de la Educación Médica (COMAEM), del 10 al 12 de septiembre de 2019, con la finalidad de evaluar al programa Médico Cirujano, concluyendo en un proceso satisfactorio y recibiendo la placa que lo acredita en noviembre de ese mismo año por un periódo de duración de 5 años, que inició el 26 de noviembre de 2019 y termina el 25 de noviembre del año 2024.

El proceso de autoevaluación da inició con reuniones para la organización de las actividades en el mes de enero de 2018, recibiendo la asesoría de la Mtra. Virginia Duarte Cruz personal académico del programa médico cirujano de la Facultad de Medicina región Veracruz por instrucciones del Dr. Pedro Gutiérrez Aguilar. Director General del Área Académica de Ciencias de la Salud (DGAACS).

En un primer momento se empezó a trabajar el documento proporcionado para su revisión denominado "Instrumento para el Proceso de Acreditación 2017", haciendo revisión de wapartados, estándares e indicadores, para la construcción de las posibles respuestas e integración de evidencias.

Se distribuyeron tareas específicas a los responsables de apartado asignados por Junta Académica, así como colaboradores quienes apoyaron (el instrumento contempla siete apartados) para que se diera respuesta a los estándares e indicadores y concentrarán o generarán las evidencias requeridas en su caso hasta el 09 de julio de 2018.

En consenso con la DGAACS las facultades de medicina de la UV, de las regiones Mendoza, Poza Rica y Minatitlán se acordó no aplicar dicho instrumento y solicitar a COMAEM, para llevar a cabo la respuesta e integración de evidencias.

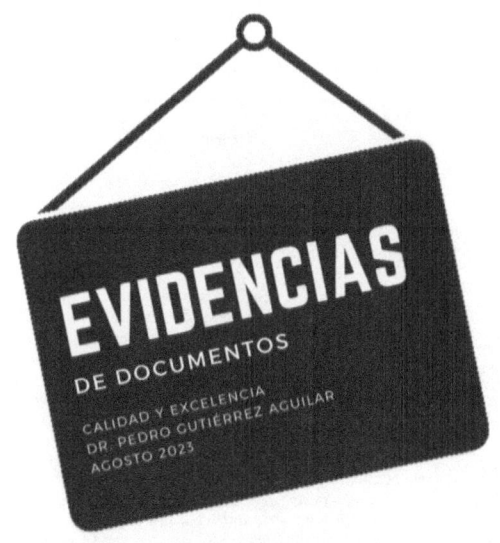

Lic. Rosa María Cuellar Gutiérrez
Dra. Hilda Guadalupe Preciado
Dr. Cesar Roldán Cruz
Alumno: Boris Reynolds Vera

Calidad y Excelencia

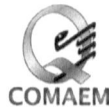

CONSEJO MEXICANO PARA LA ACREDITACIÓN DE LA EDUCACIÓN MÉDICA, A. C.

Ciudad de México, 13 de agosto de 2018

Comité Ejecutivo 2016 - 2020

Presidente
Dr. José de Jesús Villalpando Casas

Vicepresidenta
Dra. Irene Durante Montiel

Secretario Ejecutivo
Dr. Julio Cacho Salazar

Secretario Técnico
Dr. G. Juan Hernández Hernández

Vocales
Dr. Enrique Ruelas Barajas
Dr. Víctor Manuel García Acosta
Dr. Eduardo García-Luna Martínez
Dr. Fernando Cano Valle
Dr. Federico Lazcanga Domínguez
Dra. María Guadalupe Castro Martínez
Dr. Julio César Gómez Fernández
Dr. Gregorio Tomás Obrador Vera
Dr. Tomás Barrientos Fortes
Dr. Ricardo Juan García Cavazos
Dr. Eduardo Acosta Arreguín
Dr. Rodrigo E. Elizondo Omaña
Dr. Arturo García Riño

CONSEJEROS EX-PRESIDENTES
Dr. Guillermo Sobeirth Acevedo
Dr. Octavio Castillo y López
Dra. Beatriz J. Velásquez Castillo
Dr. Humberto Augusto Veras Godoy
Dra. Elvia Patricia Herrera Gutiérrez
Dra. Zeta Melva Triana Contreras

AMFEM
Dr. Roberto Fernando Solís Hernández

SECRETARIA DE SALUD
Dr. Sebastián García Saisó

SECRETARIA DE EDUCACIÓN
Dr. Emiliano González Blanco Bernal

ACADEMIA NACIONAL DE MEDICINA
Dr. Adrián Alejandro Martínez González

ACADEMIA MEXICANA DE CIRUGÍA
Dr. Jorge Manuel Sánchez González

COLEGIO MÉDICO DE MÉXICO, A.C.
Dra. Mirian Anel López Basilio

IMSS
Dr. Jesús Arturo Zavala Arenas

ISSSTE
Dr. Gustavo Adolfo Castro Herrera

OBSERVADORES
Asociación Mexicana de Médicos en Formación A.C. AMMEF
Antonio Romero Rubio

Dr. José Luis Sánchez Román
Facultad de Medicina
Universidad Veracruzana, Unidad Minatitlán

Estimado Señor Director

    Me dirijo a usted para hacerle una comedida invitación a participar en el movimiento emprendido para evaluar la calidad de los programas académicos para formar nuevos médicos en México, con fines de acreditación, misma que es reconocida por el *Educational Council for Foreign Medical Graduates (ECFMG)* y el *Liason Committee for Foreign Medical Graduates and Accreditation* de los Estados Unidos de América y para fin de este año por la World Federation of Medical Education (WFME), por lo que el valor específico de la acreditación en nuestro país tendrá mayor validez internacional.

    Es oportuno comentarle que la *World Health Organization* (WHO) en 2016 lanzó una *Estrategia Global de Recursos Humanos para la Salud: Fuerza de Trabajo 2030, cuyo Objetivo 1.1 señala que… Para el año 2020, todos los países deberán haber establecido mecanismos de acreditación para las instituciones que preparan para la salud.* En nuestro país hemos cumplido con antelación dicho objetivo y se cuenta desde 2002 con el Consejo Mexicano para la Acreditación de la Educación Médica (COMAEM), avalado por el Consejo para la Acreditación de la Educación Superior (COPAES) en México, instancia rectora de los organismos acreditadores en las diversas áreas de conocimiento, reconocida a su vez, por la Secretaría de Educación Pública para tal fin. Ahora corresponde dar el siguiente paso para acreditar todos los programas o renovar la acreditación si ya estuviera vencida. Asimismo le informo que sólo están acreditados 79 de 158 registrados.

    Comparto con usted la circunstancia de que la calidad educativa es una responsabilidad compartida entre el gobierno y la sociedad que se convierte en un asunto estratégico de interés nacional para contribuir al bienestar de la población y al desarrollo de la nación.

Insurgentes Sur 600 – 402 · Col. del Valle, CP 03100. Delegación Benito Juárez, Ciudad de México · Tel. (+52 55) 5536.4983 www.comaem.org · comaem.acredita@gmail.com

Dr. Pedro Gutiérrez Aguilar

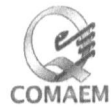

CONSEJO MEXICANO PARA LA ACREDITACIÓN DE LA EDUCACIÓN MÉDICA, A. C.

Ciudad de México, a 24 de septiembre de 2019

COMAEM.PRE/S.E./Dictamen 22/2019

Dr. José Luis Sánchez Román
Director de la Facultad de Medicina
Universidad Veracruzana
Campus Minatitlán

P r e s e n t e

Distinguido Sr. Director:

Me es grato dirigirme a usted para informarle el resultado de la visita de revisión realizada al programa de la licenciatura de Médico Cirujano que se imparte en su Institución y que fue presentado el pasado 24 de septiembre, donde se aprobó el dictamen de **acreditación** por un lapso de cinco años.

Además, el Consejo plantea a usted algunas observaciones y recomendaciones, señaladas en el informe de la visita de revisión para cuyo cumplimiento debe seguirse un **Plan de acción**, que debe cumplirse en el plazo de 1 año. Dicho plan deberá hacerse llegar por escrito al COMAEM en el plazo de un mes, a fin de estar en posibilidad realizar su seguimiento y así mantener la acreditación que se otorga.

Calidad y Excelencia

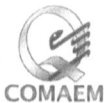

CONSEJO MEXICANO PARA LA ACREDITACIÓN DE LA EDUCACIÓN MÉDICA, A. C.

COMITÉ DIRECTIVO 2018 - 2020

Presidente
Dr. José de Jesús Villalpando Casas

Vicepresidenta
Dra. Irene Durante Montiel

Secretario Ejecutivo y de Finanzas
Dr. Julio Cacho Salazar

Secretario Técnico y Operativo
Dr. G. Juan Hernández Hernández

Vocales
Dr. Enrique Ruelas Barajas
Dr. Arturo García Rillo
Dr. Eduardo García Luna Martínez
Dr. Fernando Cano Valle

VOCALES TITULARES
SECRETARIA DE SALUD
Mtro. Ricardo Octavio Morales Carmona

SECRETARIA DE EDUCACIÓN
Dr. Emiliano González Blanco Bernal

INSTITUTOS NACIONALES DE SALUD
Dr. Federico Uscanga Domínguez

IMSS
Dr. Jesús Arturo Zavala Arenas

ISSSTE
Dra. Dylan Lucía Díaz Chiguer

AMFEM
Dr. Roberto Fernando Solís Hernández
Dr. Jorge Eugenio Valdez García

ACADEMIA NACIONAL DE MEDICINA
Dr. Adrián Alejandro Martínez González

ACADEMIA MEXICANA DE CIRUGÍA
Dr. Jorge Manuel Sánchez González

COLEGIO MÉDICO DE MÉXICO, A. C
Dra. Mirian Anel López Basilio

ESCUELAS Y FACULTADES
DE MEDICINA
Públicas

Dr. Eduardo Acosta Arreguin
Dr. Rodrigo E. Elizondo Omaña
Dr. Teodoro Bazán Bosa
Dra. Graciela Sánchez Rivera

Privadas
Dr. Gregorio Tomás Obrador Vera
Dr. Tomás Barrientos Fortes
Dra. M. Guadalupe Castro Martínez
Dr. Julio César Gómez Fernández

ESTUDIANTES
Jesús Heriberto Román Castillo AMMEF
Juan José del Moral Ises

VOCALES HONORARIOS
Dr. Guillermo Soberón Acevedo
Dr. Octavio Castillo y López
Dr. Beatriz J. Velázquez Castillo
Dr. Humberto Augusto Veras Godoy
Dra. Elva Patricia Herrera Gutiérrez
Dra. Zoila Melva Trilena Contreras

Por lo anterior le extiendo mi amplia felicitación y lo invito a mantener el esfuerzo de superación de la calidad de formación de los estudiantes que han puesto su confianza en su comunidad académica para alcanzar la meta de titularse de Licenciados en Medicina.

Sin otro particular aprovecho la ocasión para enviarle un cordial saludo extensivo a su comunidad.

Atentamente

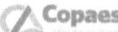

Dr. José de Jesús Villalpando Casas
Presidente

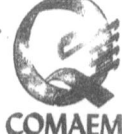

c.c.p.
Mtro. Emiliano González Blanco Bernal. Director General de la Dirección de Acreditación, Incorporación y Revalidación de la SEP.
Mtro. Ricardo Octavio Morales Carmona. Director General Adjunto de Educación en Salud, Secretaría de Salud.
Dr. Jesús Arturo Zavala Arenas. Titular de la División de Programas Educativos, IMSS.
Dra. Dylan Lucía Díaz Chiguer. Jefa de los Servicios de Enseñanza e Investigación del ISSSTE.
Archivo COMAEM.

Reconocido por Copaes Desde 2002 y en 2019 por la wfme | WORLD FEDERATION FOR MEDICAL EDUCATION

Insurgentes Sur 600 – 402 · Col. del Valle, CP 03100, Delegación Benito Juárez, Ciudad de México
Tel. (+52 55) 5536.4963 www.comaem.org.mx · comaem.acredita@gmail.com

Dr. Pedro Gutiérrez Aguilar

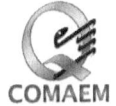

CONSEJO MEXICANO PARA LA ACREDITACIÓN DE LA EDUCACIÓN MÉDICA, A. C.

COMAEM

Comité Ejecutivo 2018 - 2020

Presidente
Dr. José de Jesús Villalpando Casas

Vicepresidenta
Dra. Irene Durante Montiel

Secretario Ejecutivo
Dr. Julio Cacho Salazar

Secretario Técnico
Dr. G. Juan Hernández Hernández

Vocales
Dr. Enrique Ruelas Barajas
Dr. Víctor Manuel García Acosta
Dr. Eduardo García-Luna Martínez
Dr. Fernando Cano Valle
Dr. Federico Uicanga Domínguez
Dra. María Guadalupe Castro Martínez
Dr. Julio César Gómez Fernández
Dr. Gregorio Tomás Obrador Vera
Dr. Tomás Barrientos Fortes
Dr. Ricardo Juan García Cavazos
Dr. Eduardo Acosta Arreguín
Dr. Rodrigo E. Elizondo Omaña
Dr. Arturo García Rillo

CONSEJEROS EX-PRESIDENTES
Dr. Guillermo Soberón Acevedo
Dr. Octavio Castillo y López
Dra. Beatriz J. Velázquez Castillo
Dr. Humberto Augusto Veras Godoy
Dra. Elvia Patricia Herrera Gutiérrez
Dra. Zeta Melva Triana Contreras

AMFEM
Dr. Roberto Fernando Solís Hernández

SECRETARIA DE SALUD
Dr. Sebastián García Saisó

SECRETARIA DE EDUCACIÓN
Dr. Emiliano González Blanco Bernal

ACADEMIA NACIONAL DE MEDICINA
Dr. Adrián Alejandro Martínez González

ACADEMIA MEXICANA DE CIRUGIA
Dr. Jorge Manuel Sánchez González

COLEGIO MÉDICO DE MÉXICO, A.C
Dra. Mirian Anel López Basilio

IMSS
Dr. Jesús Arturo Zavala Arenas

ISSSTE
Dr. Gustavo Adolfo Castro Herrera

OBSERVADORES
Asociación Mexicana de Médicos en Formación A.C. AMMEF
Antonio Romero Rubio

con sus usuarios. No tiene dependencia alguna de órganos gubernamentales ni ligas con intereses particulares. Actúa con criterios puntuales aplicados con rigor académico y ética profesional. De igual forma procede con la reserva legal para la convivencia respetuosa de la confidencialidad.

4. El COMAEM siendo una asociación civil no lucrativa fija sus costos al equivalente de los montos de recuperación de los gastos directos e indirectos que implica la realización del proceso, con un ligero remanente para financiar estudios y proyectos de investigación en la materia, así como de comunicación social, que permitan obtener datos que retroinformen el proceso y también den solidez a las bases para su funcionamiento, como también del acompañamiento y asesoría directa que se ofrece a las instituciones educativas, para que estas no se vean precisadas a incurrir en gastos externos adicionales.

5. La acreditación tiene un elevado y específico peso social, que, junto a la plusvalía del reconocimiento internacional, hacen de ese testimonio documental, un elemento de gran valor para su institución, qué así puede demostrar al público, destacadamente a los estudiantes y sus familias, como a las autoridades que las financian o a los inversionistas particulares, el aprovechamiento de los recursos puestos a su cuidado para fines educativos. Y, qué también puede ser pivote para obtener merecimientos materiales.

6. Los programas acreditados hacen evidente a los estudiantes en la carrera y a los aspirantes a cursarla, que el programa que se les ofrece está bien orientado y cumple con los parámetros nacionales e internacionales para considerarlos de calidad elevada y, que pueden tener confianza en que su preparación será la adecuada, tan sólo se requiere del esfuerzo personal para alcanzar sus aspiraciones.

7. La acreditación de la educación médica ha cursado por tres etapas, esta última de *Consolidación* con la aplicación de un Instrumento de autoevaluación que ha llevado varios años de intensa labor académica de 150 profesores en activo y en posiciones directivas

Calidad y Excelencia

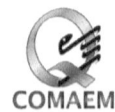

Comité Ejecutivo 2018 - 2020

Presidente
Dr. José de Jesús Villalpando Casas

Vicepresidenta
Dra. Irene Durante Montiel

Secretario Ejecutivo
Dr. Julio Cacho Salazar

Secretario Técnico
Dr. G. Juan Hernández Hernández

Vocales
Dr. Enrique Ruelas Barajas
Dr. Víctor Manuel García Acosta
Dr. Eduardo García-Luna Martínez
Dr. Fernando Cano Valle
Dr. Federico Uscanga Domínguez
Dra. María Guadalupe Castro Martínez
Dr. Julio César Gómez Fernández
Dr. Gregorio Tomás Obrador Vera
Dr. Tomás Barrientos Fortes
Dr. Ricardo Juan García Cavazos
Dr. Eduardo Acosta Arreguín
Dr. Rodrigo R. Elizondo Omaña
Dr. Arturo García Rillo

CONSEJEROS EX-PRESIDENTES
Dr. Guillermo Soberón Acevedo
Dr. Octavio Castillo y López
Dra. Beatriz J. Velázquez Castillo
Dr. Humberto Augusto Veras Godoy
Dra. Elvia Patricia Herrera Gutiérrez
Dra. Zela Melva Triana Contreras

AMFEM
Dr. Roberto Fernando Solís Hernández

SECRETARÍA DE SALUD
Dr. Sebastián García Saisó

SECRETARÍA DE EDUCACIÓN
Dr. Emiliano González Blanco Bernal

ACADEMIA NACIONAL DE MEDICINA
Dr. Adrián Alejandro Martínez González

ACADEMIA MEXICANA DE CIRUGÍA
Dr. Jorge Manuel Sánchez González

COLEGIO MÉDICO DE MÉXICO, A.C
Dra. Miriam Anel López Basilio

IMSS
Dr. Jesús Arturo Zavala Arenas

ISSSTE
Dr. Gustavo Adolfo Castro Herrera

OBSERVADORES
Asociación Mexicana de Médicos en Formación A.C. AMMEF
Antonio Romero Rubio

CONSEJO MEXICANO PARA LA ACREDITACIÓN DE LA EDUCACIÓN MÉDICA, A. C.

para presentarlo en una plataforma informática accesible y amigable, que permita al COMAEM alimentarla y analizar sus resultados con el propósito de dictaminar su calidad.

8. El Instrumento de Autoevaluación 2018, debidamente registrado, cumple a satisfacción con los requerimientos de las distintas agencias internacionales, en particular de la Federación Mundial de Educación Médica, fue probado experimentalmente y de las observaciones y los resultados obtenidos se dispuso de datos corregir y pulir, tanto la plataforma como el contenido del Instrumento; adicionalmente las autoridades de algunos planteles solicitaron ser acreditados con él.

Para mayor información y responder a sus inquietudes el COMAEM y el suscrito se ponen a su disposición en el Portal del Consejo, que por su dinámica está en continua actualización, ahí encontrará usted y su comunidad información relevante: http://comaem.org.mx.

Aprovecho esta ocasión para enviarle un cordial saludo y mi más alta consideración.

ATENTAMENTE

Dr. JOSÉ DE JESUS VILLALPANDO CASAS
PRESIDENTE

Insurgentes Sur 600 – 402 · Col. del Valle, CP 03100. Delegación Benito Juárez, Ciudad de México
Tel. (+52 55) 5536.4963 · www.comaem.org · comaem.acredita@gmail.com

Dr. Pedro Gutiérrez Aguilar

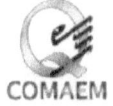

CONSEJO MEXICANO PARA LA ACREDITACIÓN DE LA EDUCACIÓN MÉDICA, A. C.

México, D. F., a 16 de diciembre de 2015
COMAEM.PRE/S.E /Dictamen 19/2015

Dr. Pedro Gutierrez Aguilar
Facultad de Medicina "Miguel Alemán Valdés"
Universidad Veracruzana, Región Veracruz

Distinguido Señor Director:

Además de un cordial saludo y en atención a su solicitud de Acreditación del Plan de Estudios de la Licenciatura de Médico Cirujano que ofrece la Facultad de Medicina Miguel Alemán Valdés" de la Universidad Veracruzana, Región Veracruz, este Consejo instruyó la visita de verificación de la información que nos proveyó, dicha verificación se llevó a cabo del 18 al 20 de noviembre de 2015 y en la sesión del Consejo del día 16 de diciembre, después de revisar los resultados de la información provista por su institución, del reporte del equipo de verificador y del reporte consolidado del análisis; los miembros del Consejo constituidos en Comité de Acreditación, por consenso decidieron **ACREDITAR** el programa por cinco años.

Durante el análisis surgieron las siguientes observaciones y recomendaciones, que deberán servir para que en un plazo de treinta días haga llegar al Consejo un **PLAN DE ACCIÓN** a cumplir en un plazo máximo de doce meses y al final de los cuales deberá de informar al COMAEM para mantener la acreditación:

1. Contar con profesores nominados específicamente por la Facultad que se encarguen de la enseñanza, supervisión, realimentación y evaluación en todas las sedes donde cuenten con Internos de pregrado.
2. Diseñar y poner en operación un programa de asesoría a pasantes durante el servicio social.
3. Desarrollar y poner en operación un programa integral de supervisión a pasantes durante el servicio social.
4. Aplicar los instrumentos de que dispone para evaluar los campos clínicos conforme a la normatividad.

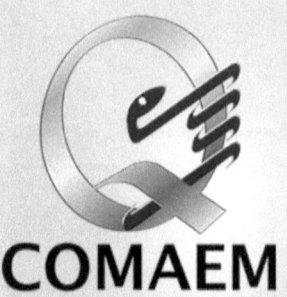

COMAEM

EL CONSEJO MEXICANO PARA LA ACREDITACIÓN DE LA EDUCACIÓN MÉDICA, A.C.

Reconocido por el Consejo para la Acreditación de la Educación Superior, A.C.

ACREDITA

Al Programa de la
Licenciatura de Médico Cirujano
Facultad de Medicina
Universidad Veracruzana
Región Veracruz

Del 16 de Diciembre de 2015 al 16 de Diciembre de 2020 por cumplir con los requisitos de calidad.

México, D.F. Diciembre de 2015

Dr. José de Jesús Villalpando Casas
Presidente

Dr. Pedro Gutiérrez Aguilar

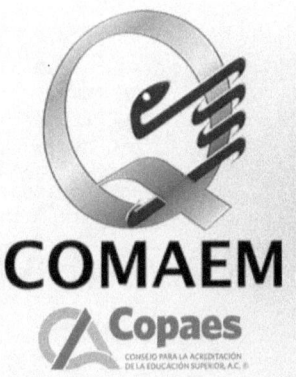

EL CONSEJO MEXICANO PARA LA ACREDITACIÓN DE LA EDUCACIÓN MÉDICA, A.C.

Reconocido por el Consejo para la Acreditación de la Educación Superior, A.C.

ACREDITA

Al Programa Educativo de Médico Cirujano de la Facultad de Medicina, **Región Xalapa** de la Universidad Veracruzana

Del 26 de noviembre de 2019 al 25 de noviembre de 2024 por cumplir con los requisitos de calidad.

Ciudad de México, noviembre de 2019

Dr. José de Jesús Villalpando Casas
Presidente

Calidad y Excelencia

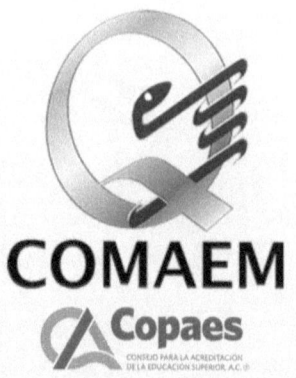

EL CONSEJO MEXICANO PARA LA ACREDITACIÓN DE LA EDUCACIÓN MÉDICA, A.C.

Reconocido por el Consejo para la Acreditación de la Educación Superior, A.C.

ACREDITA

Al Programa Educativo de Médico Cirujano de la Facultad de Medicina de la Universidad Veracruzana, **Región Poza Rica-Tuxpan**

Del 26 de noviembre de 2019 al 25 de noviembre de 2024 por cumplir con los requisitos de calidad.

Ciudad de México, noviembre de 2019

Dr. José de Jesús Villalpando Casas
Presidente

Dr. Pedro Gutiérrez Aguilar

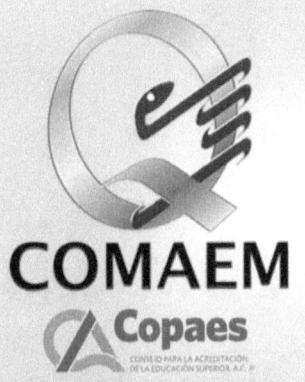

COMAEM
Copaes
CONSEJO PARA LA ACREDITACIÓN
DE LA EDUCACIÓN SUPERIOR, A.C.

EL CONSEJO MEXICANO PARA LA ACREDITACIÓN
DE LA EDUCACIÓN MÉDICA, A.C.

Reconocido por el Consejo para la Acreditación de la Educación Superior, A.C.

ACREDITA

Al Programa Educativo de Médico
Cirujano de la Facultad de Medicina
de la Universidad Veracruzana,
Campus Minatitlán

Del 24 de septiembre de 2019 al 23 de septiembre de 2024
por cumplir con los requisitos de calidad.

Ciudad de México, septiembre de 2019

Dr. José de Jesús Villalpando Casas
Presidente

Calidad y Excelencia

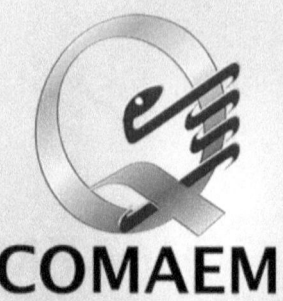

COMAEM

EL CONSEJO MEXICANO PARA LA ACREDITACIÓN DE LA EDUCACIÓN MÉDICA, A.C.

Reconocido por el Consejo para la Acreditación de la Educación Superior, A.C.

ACREDITA

Al Programa de la
Licenciatura de Médico Cirujano
Facultad de Medicina
Universidad Veracruzana
Región Cd. Mendoza

Del 16 de Diciembre de 2015 al 16 de Diciembre de 2020 por cumplir con los requisitos de calidad.

México, D.F. Diciembre de 2015

Dr. José de Jesús Villalpando Casas
Presidente

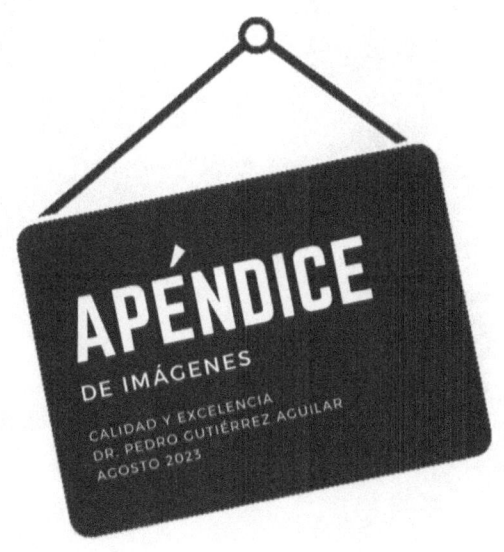

**Lic. Rosa María Cuellar Gutiérrez
Dra. Hilda Guadalupe Preciado
Dr. Cesar Alberto Roldán Cruz
Dr. Luis Fernando Tenorio Villalvazo
Alumnos:
Boris Reynolds Vera
Héctor Ricardo Ordaz Álvarez**

Calidad y Excelencia

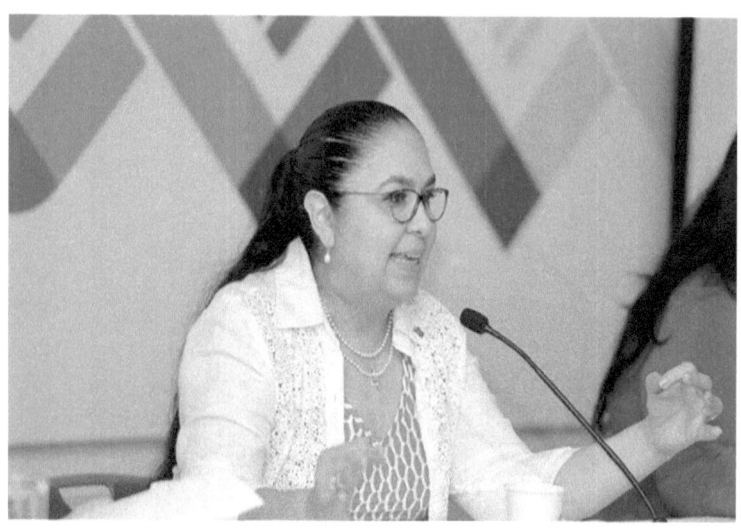

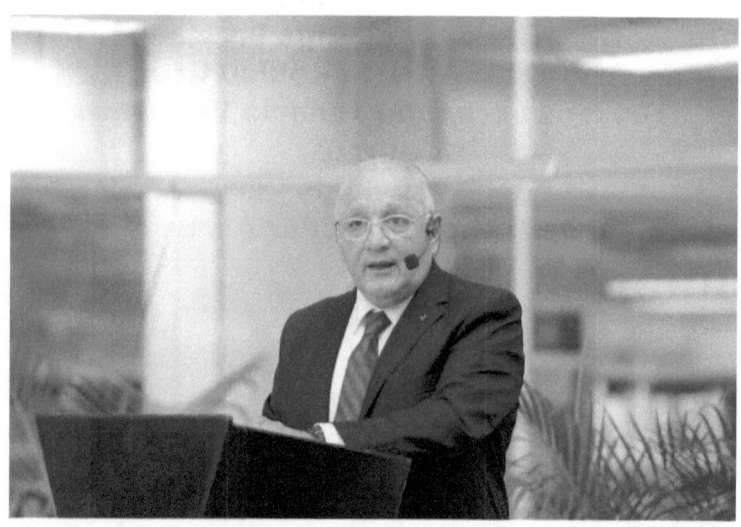

Dr. Pedro Gutiérrez Aguilar

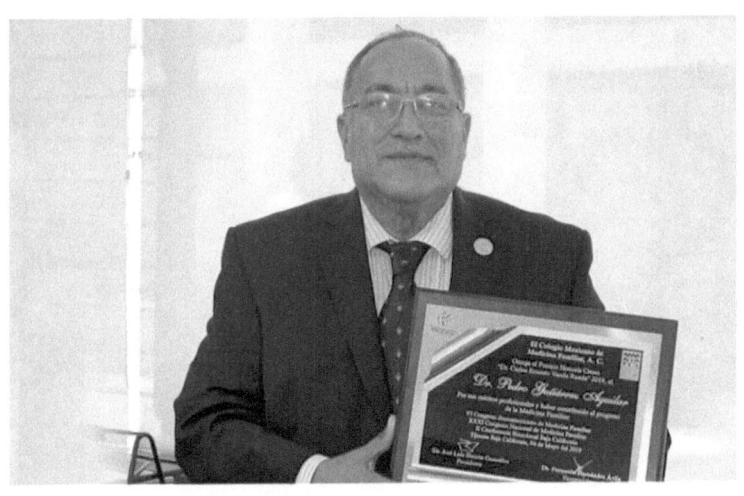

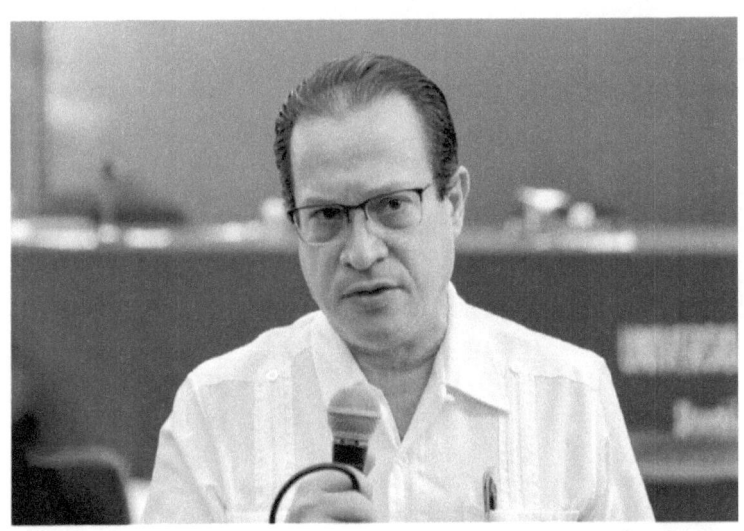

Calidad y Excelencia

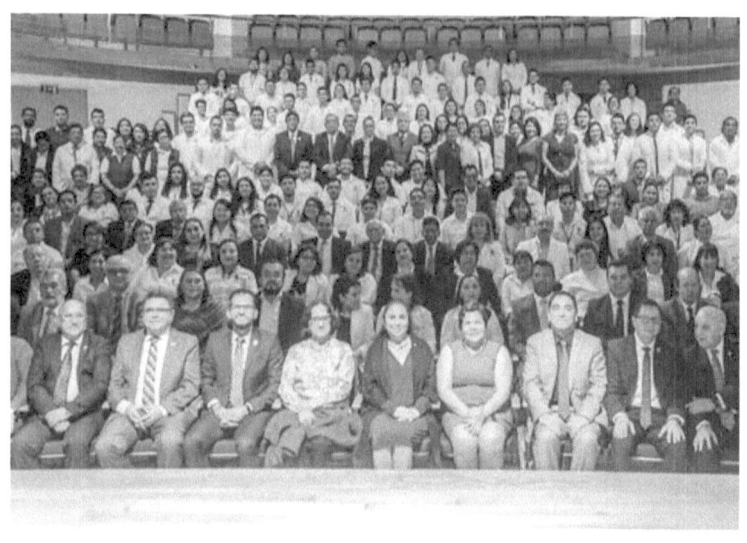

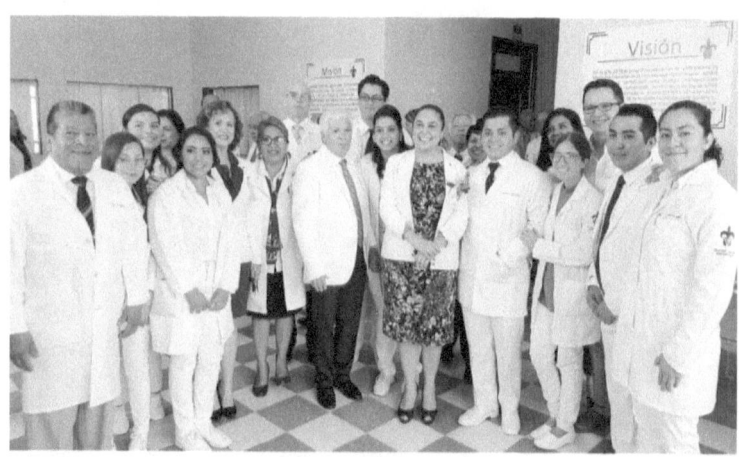

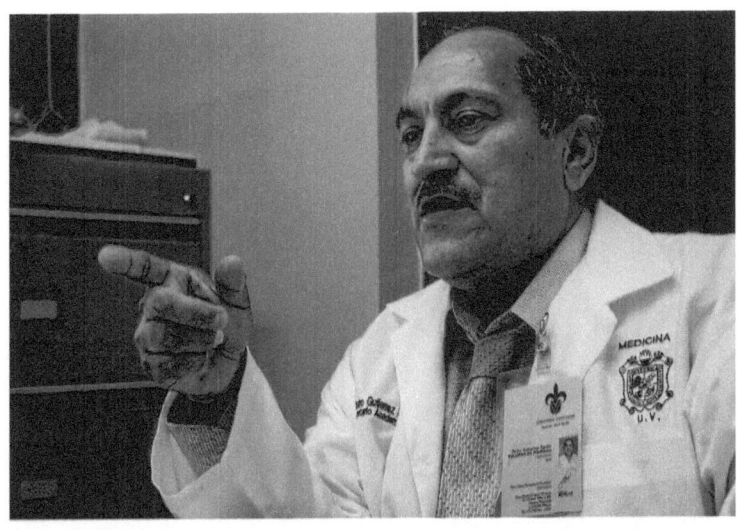

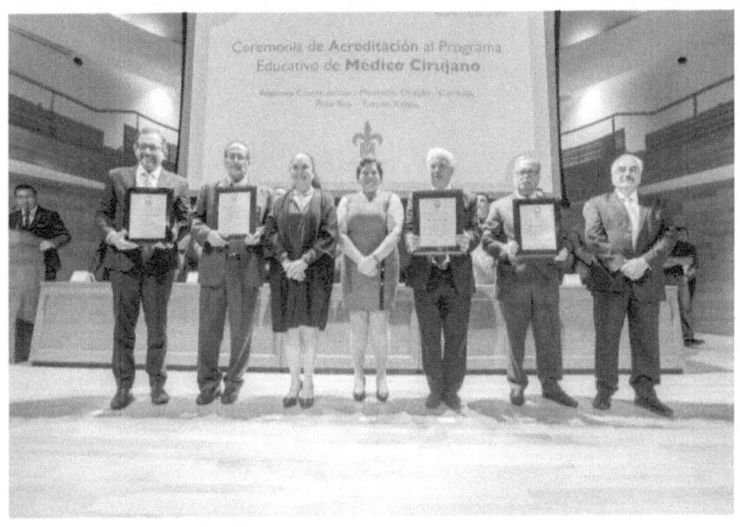

Calidad y Excelencia

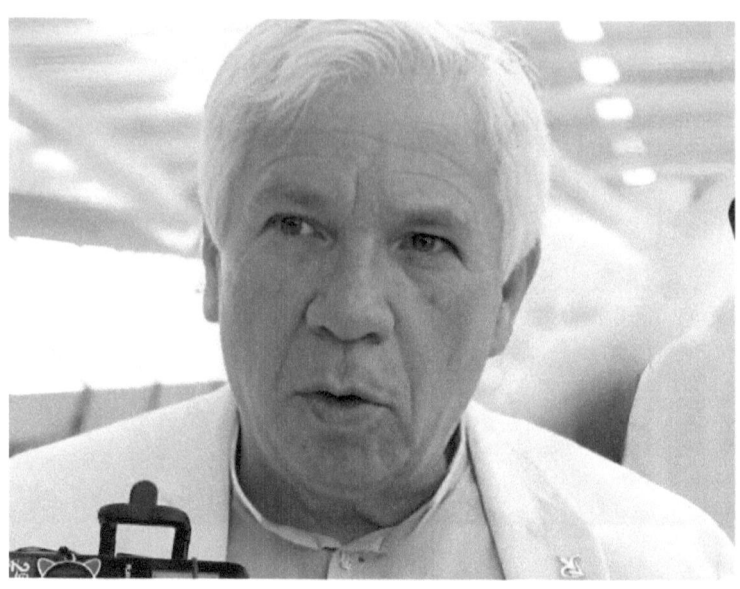

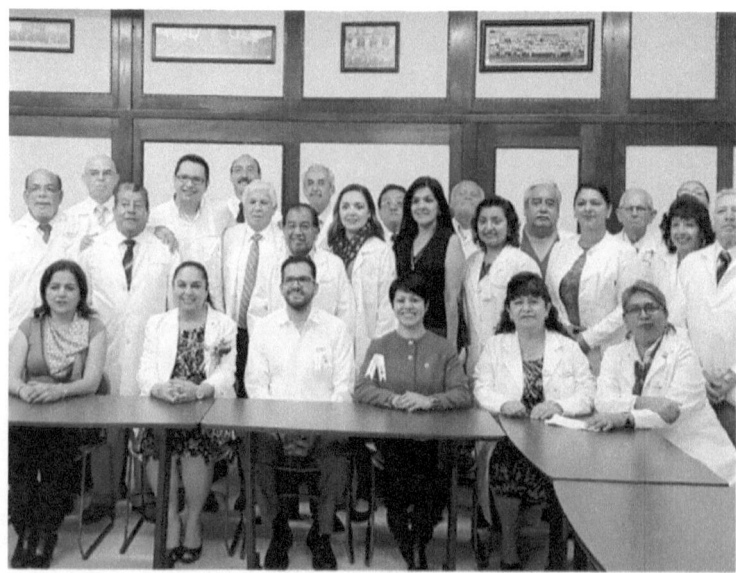

Dr. Pedro Gutiérrez Aguilar

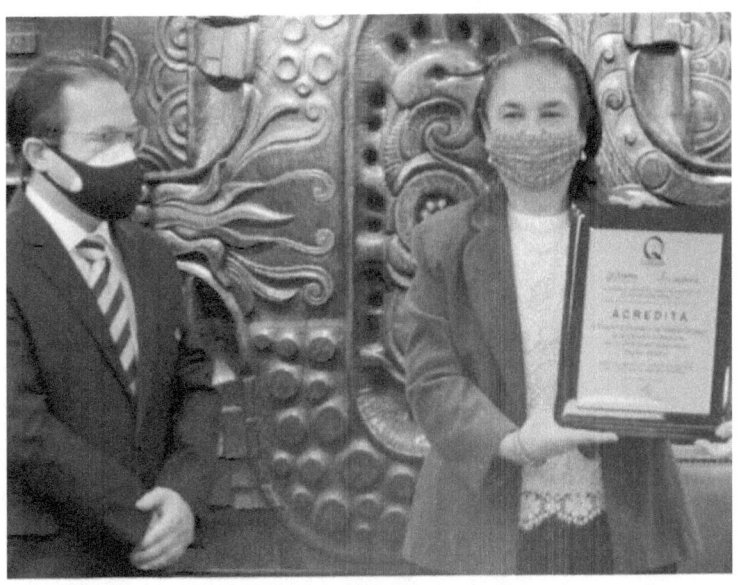

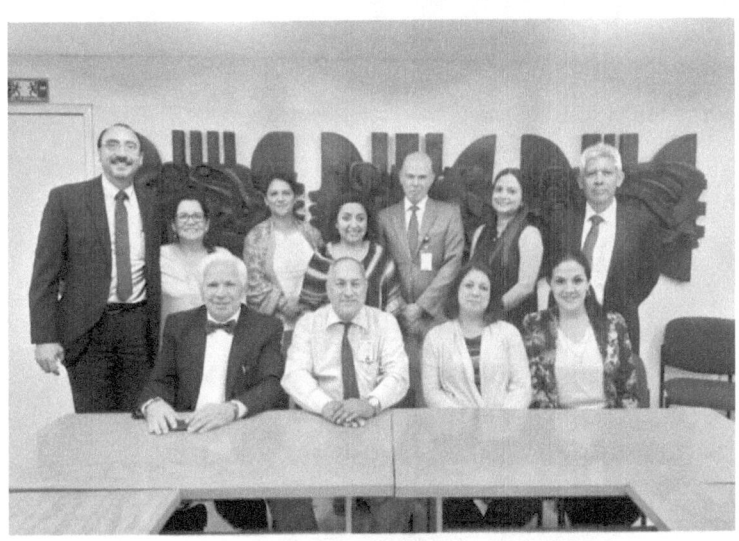

Calidad y Excelencia

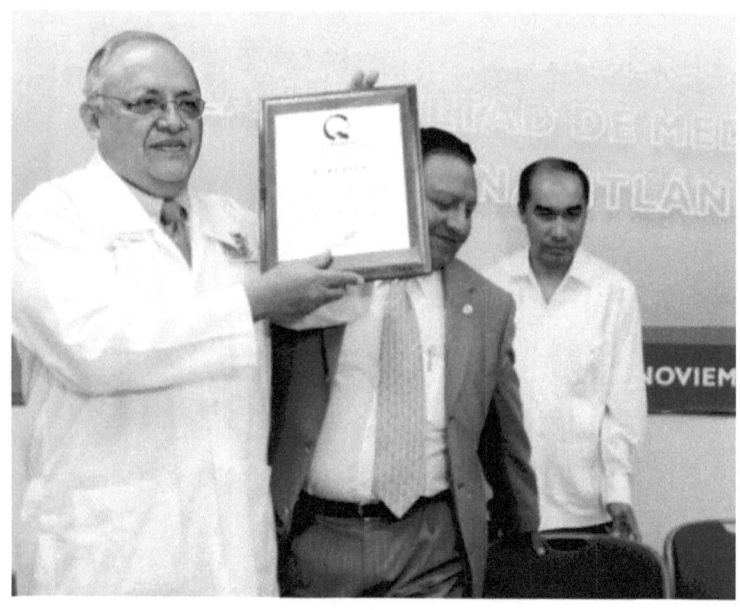

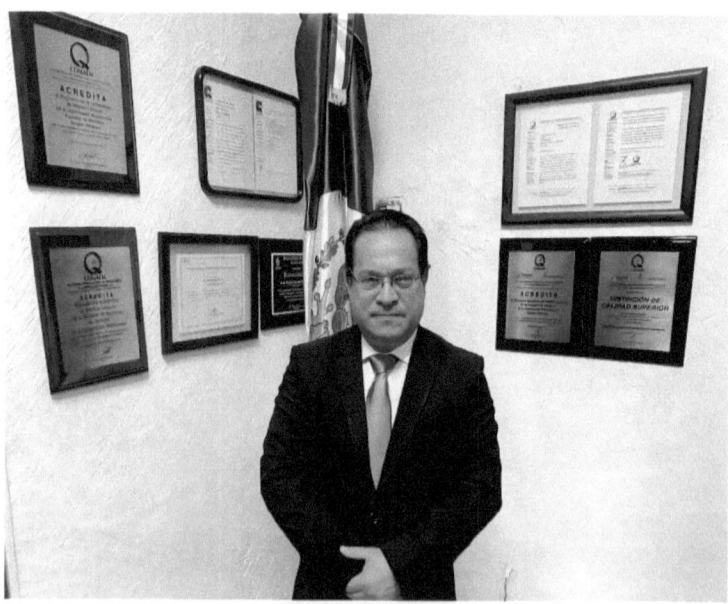

Dr. Pedro Gutiérrez Aguilar

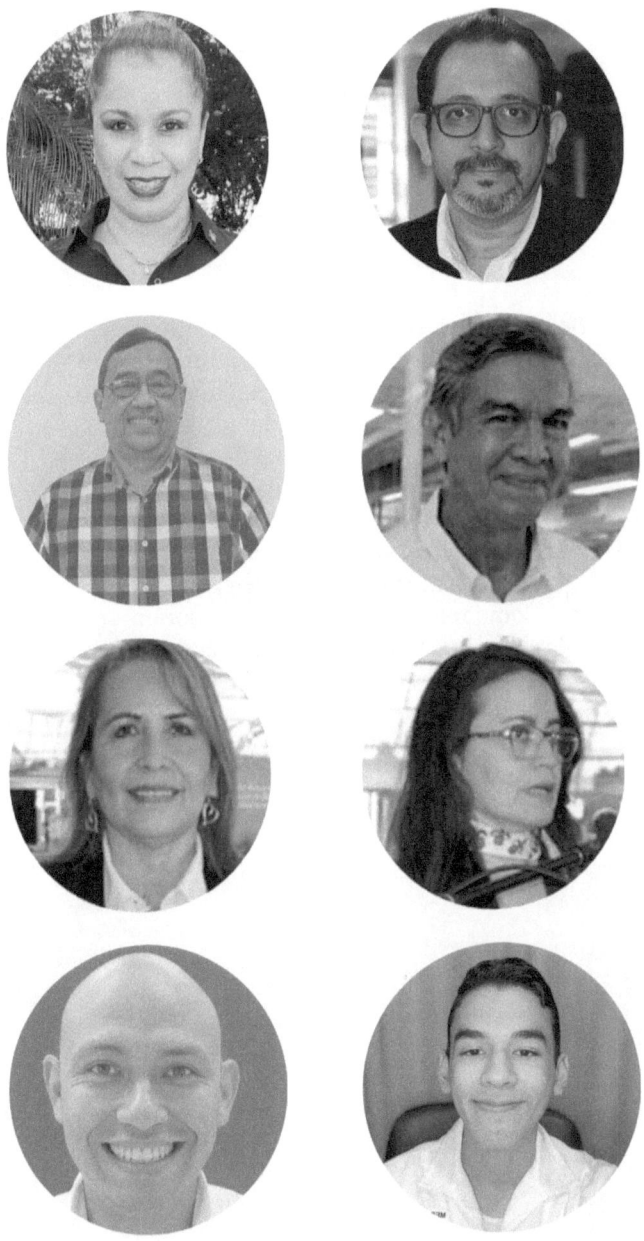

Resoluciones Finales

Se concluye esta obra, con el sustento de las
autoridades universitarias, así como de la
Dirección del Área Académica
de Ciencias de la Salud;
docentes, alumnos, personal de confianza,
técnico y manual.
Autoridades de rectoría de las 5 regiones:
**Poza Rica, Ciudad Mendoza, Minatitlán,
Xalapa y Veracruz.**
Como resultado final, se incorporan
las acreditaciones de las 5 facultades del
programa educativo médico cirujano.
En este cumplimiento, se suma la voluntad del
cuerpo académico UV-CA-526 de la
Facultad de Medicina de Veracruz.

Dr. Pedro Gutiérrez Aguilar

Agradecimientos Especiales:

Matilde Macías Alarcón
Talía Sánchez Domínguez
Ana Edith Méndez Ramírez
Ana María González Aguilar
Irene Hernández Guevara
Carmita Yolanda Labourdet Sánchez
Blanca Águeda Ortiz Arroyo
Estela Hernández Hernández
Roberto Rincón Huerta
Marina Silvia Díaz
Edith Riveros Reyes
Manuel Méndez Flores.

Calidad y Excelencia

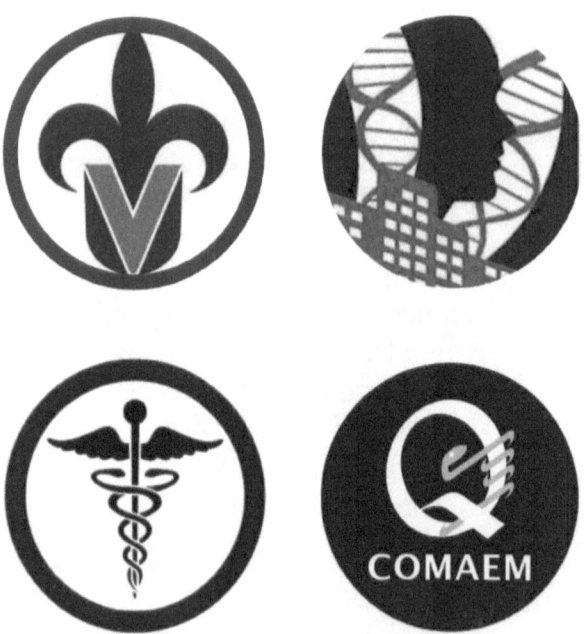

www.ingramcontent.com/pod-product-compliance
Lightning Source LLC
Chambersburg PA
CBHW031435210526
45464CB00005B/2209